現場がみるみる良くなる
食品衛生活用事例集3

角野久史・米虫節夫 編

日科技連

まえがき

「食品衛生 7S」とは、食品安全ネットワーク（http://www.fu-san.jp/）が提唱する衛生管理手法の一つであり、整理・整頓・清掃・洗浄・殺菌・躾・清潔で構成されています。食品衛生 7S は、工業分野で用いられている 5S を食品分野に適用させたものであり、目的として工業 5S が「効率」の向上を考えているのとは異なり、食品衛生 7S は製造環境における「微生物レベルでの清潔」を目的としています。

HACCP は、今なお、食品の安全性を保証するすばらしいシステムと認識されています。このシステムが注目されるようになったのは、米国においては 1980 年代であり、日本においては 1996 年の大阪府堺市における腸管出血性大腸菌 O157 による大規模食中毒事件が起こってからです。しかし、HACCP システムには欠陥がありました。それは、工場管理の一部分として衛生管理・食品安全管理が存在するという視点を欠いたまま、衛生管理・食品安全管理のみを追求しようとしたことです。その結果、購買部門の重要性がないがしろにされ、日本においては黄色ブドウ球菌毒素に汚染された粉乳を使用した雪印乳業事件が、ヨーロッパにおいては肉骨粉に起因する BSE 事件が起こったのです。

歴史を振り返ると、米国において HACCP の 7 原則が出来上がる時期 (1987 年) には、TQC/TQM が米国全土で活発に行われており、医薬品の製造環境管理から生まれた GMP も既に食品分野に浸透していました。そのため、7 原則という簡単な文章で HACCP システムの特徴づけができました。ところが、日本をはじめ多くのヨーロッパ諸国は HACCP の基盤である TQC/TQM や GMP の重要性への認識が甘かったのです。

このような欠陥にいち早く気づいたデンマークは、国際的に認められている品質保証マネジメントシステムである ISO 9001 の上に、HACCP を構築する国際規格 ISO 22000（食品安全マネジメントシステム）を提案しました。かつ、各国がそれぞればらばらの HACCP をもっていたのを解消すべく、Codex HACCP を国際的に合意された HACCP として指定しました。また、HACCP のなかには明記されていなかった環境衛生管理としての GMP 的な項目を PRP（前提条件プログラム）として、（項目のみであるが）列記したのです。しかし、その詳細な内容については、明記されていません。この点は、新製品開発と購買の条項を欠いたことと併せて、ISO 22000 の欠陥の一つとなっています。

　最近話題の PAS 220（Prerequisite programmes on food safety for food manufacturing 220）は、英国規格協会が欧州連合（EU）の食品飲料協会（Confederation of the Food and Drink Industries of the European Union：CIAA）の協力を得て作成した PRP に関する規格です。ISO 22000 には、食品安全ハザードの管理を補助するために PRP として 10 項目が列挙されています。それは、「a) 建物及び関連設備の構造並びに配置、b) 作業空間及び従業員施設を含む構内の配置、c) 空気、水、エネルギー及びその他のユーティリティの供給源、d) 廃棄物及び廃水処理を含めた支援業務、e) 装置の適切性、並びに清掃・洗浄、保守及び予防保全のしやすさ、f) 購入した資材、供給品、廃棄及び製品の取扱いの管理、g) 交差汚染の予防手段、h) 清掃・洗浄及び殺菌・消毒、i) 有害生物の防除、j) 要員の衛生、k) 適宜、その他の側面」（ISO 22000 の 7.2.3 項）です。PAS 220 は、これら 10 項目に 5 項目を加えて 15 項目としています。追加された 5 項目とは、①再加工、②製品の回収手順、③倉庫管理、④製品情報および消費者意識、⑤食品防御・バイオビジランス・バイオテロ、です。PAS 220 は、この 15 項目の確立、実施、維持するための要求事項を記述した規格なのです。

まえがき

　さらに ISO 22000 では、項目だけ列挙されていましたが、PAS 220 は PRP を具体的に説明し、要求事項である shall 条項が並んでいます。そのため、PAS 220 は単独で用いられる規格ではなく、ISO 22000 と併せて用いる規格といわれています。しかし、これらの要求事項は、フードチェーンプロセスのなかでも「工場での食品製造」にのみ特化しており、それ以外のプロセスへの適用は、意図されていません。

　PAS 220 と ISO 22000 とをベースとした国際規格である FSSC 22000 (Food Safety System Certification 22000) は、CIAA の協力で開発されました。その後、2009 年にヨーロッパをはじめとして世界的規模で活動している企業が中心となっている GFSI (Global Food Safety Initiative) がこれを承認し、ベンチマークの一つとしています。

　以上のように、今、食品の衛生管理・安全管理は、HACCP → ISO 22000 → PAS 220 → FSSC 22000 という発展をしようとしています。すなわち、環境管理を中心とする PRP が、前提条件のレベルから、項目として明文化され、さらにその内容が拡充され、FSSC 22000 となってきたのです。

　食品衛生 7S は、項目の記載こそ違いますが、本質的には PRP そのものであり、PAS 220 の内容の多くを包含しています。その結果、食品衛生 7S を実践している企業では、FSSC 22000 の認証取得も容易だと思われます。

　食品安全ネットワークは、HACCP や ISO 22000 とともに、食品衛生 7S の普及・啓蒙に努めてきました。その一環として 2008 年から毎年 2 月に「食品衛生 7S 事例発表会」を企画し、その発表を記録集として刊行してきました。本書は、2010 年 2 月に行われた第 3 回食品衛生 7S 事例発表会における発表を元に、新たに執筆していただいた事例集です。どのような企業が、どのような方法で食品衛生 7S を推進しているかを

知ることは、自社の食品衛生7S活動の推進に大いに役立ちます。この事例集が、多くの人に活用されることを祈念してやみません。

　最後に、本書は食品安全ネットワークの15年にわたる活動がなければ生まれることはありませんでした。その意味で、いつもお世話になっている食品安全ネットワークの会員諸氏にお礼申し上げます。また、本書の刊行は、日科技連出版社の鈴木兄宏氏、田中延志氏の協力なしには誕生しなかったでしょう。ここに改めて深謝します。ありがとうございます。

　2011年1月

食品安全ネットワーク
会長　米　虫　節　夫

食品衛生 7S の概要

■ 5 年目を迎えた食品衛生 7S

　食品衛生 7S の構想は「商品事故の発生が多い食品工場は 5S ができていない」という気づきがきっかけとなり、工業生まれの改善手法 5S を食品分野へも適応したい、というところからスタートしました。食品安全ネットワーク会員における現場での経験と、それについての討議の結果、2006 年に『食の安全を究める食品衛生 7S（導入編）』『同（洗浄・殺菌編）』『同（応用編）』（いずれも日科技連出版社）を出版し、食品業界に適用できる衛生管理手法として提唱するに至ったのです。

　工業生まれの 5S の目的は「効率」ですが、食品衛生 7S の目的は「微生物レベルの清潔」であり、これが最大の特徴です。従来、食品産業におけるその目的が明確でなかったことが、食品製造現場においてその効果がなかなか出ず、また定着しなかった大きな要因と思われます。つまり、食品産業では、効率よりも安全性を重視すべきであることが見落とされていた結果でもあります。食品衛生 7S は、5S に洗浄・殺菌を加えることで安全性、すなわち、微生物レベルの清潔を目的とすることが可能となりました。食品衛生 7S は衛生管理活動の手法として多くの食品関連企業で導入され、実際にクレームや商品事故が減少し、最終的に売上が伸び、利益につながる事例も数多く報告されています。食品衛生 7S の基本概念は図 1 のとおりです。

　また、食品衛生 7S を導入した企業では、製造現場以外の事務所や倉庫などでも、その効果が表れ、見た目にも清潔で効率の良い職場環境に変化してきます。これは、食品衛生 7S がもともと効率を目的とした 5S を基礎としているため、食品衛生 7S を正しく理解し実行できれば、組織全体に良い変化を与えるツールとなりうることを示しています。

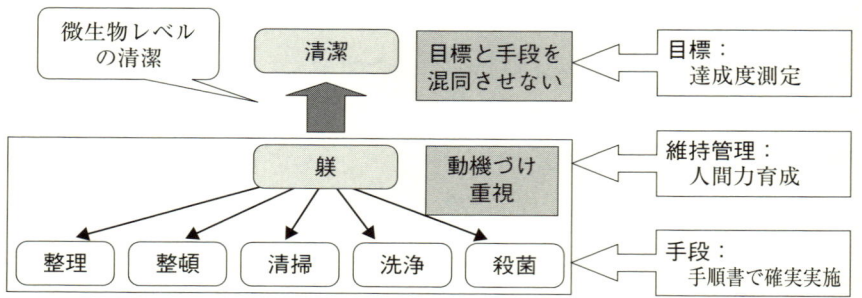

出典） 米虫節夫（編）：『食品衛生新 5S 入門』（やさしいシリーズ 9）、日本規格協会、2004 年、p.11、図 1.3 を元に作成

図1　食品衛生 7S の基本概念

　さて、食品衛生 7S 事例集も本書で 3 巻目となり、食品衛生 7S を世に提唱してから 5 年目を迎えます。国内でもますますの広がりが見られ、2011 年 1 月からは職業訓練法人 日本技能教育開発センターの通信教育講座「食品衛生 7S 入門」が始まりました。また、国外においては、2009 年 1 月に韓国で『食の安全を究める食品衛生 7S』の韓国語版が出版され、その後「食品衛生 7S セミナー」がソウル市内で数回開催されるなど、いまや日本のみにとどまらないものとなってきました。

■活動にも定石がある食品衛生 7S
　多くの食品企業が衛生管理活動として食品衛生 7S を活用するようになり、筆者もこれを支援させてもらう立場にありますが、なかには活動がうまく進まない組織を見かけます。その主たる原因として「整理・整頓から始めていない」が挙げられます。どうしても作業現場内のゴミや汚れは視覚的に気になるので「何とか掃除をしてきれいにしなければ……」という思いが先に立ち、いきなり「清掃・洗浄・殺菌」から着手してしまうというケースがこれにあたります。
　設備の周りに保守用の工具が散乱していたり、過剰に原料をストック

していたりする現場で、果たして隅々まで漏れなく清掃ができるでしょうか。確実な「清掃」を行うためには「整理」で現場から不要なものをなくし、「整頓」で必要なものを必要な量だけ配置する環境をつくらなければなりません。整理・整頓を確実に行うことは、その後の清掃・洗浄・殺菌を行う前提条件なのです。

　また、「整理・整頓」を決められたルールの下で、確実に実施する風土を構築しておかないと、微生物制御にかかわる「清掃・洗浄・殺菌」のルールや、果ては製造手順ですら守られない状況に陥りかねません。ルールをきちんと守るためには、「躾」ができていることが重要です。

■現場が主役の食品衛生7S

　次によく見かけるケースとして「食品衛生7Sが業務の一部として組み込まれていない」ということが挙げられます。本来、食品衛生7Sによる改善活動は「微生物レベルの清潔」を目的とし、そのために安心安全な商品をつくることができる作業現場づくりになるはずです。つまり、食品衛生7Sの実践により快適で仕事のしやすい環境が生み出されることとなり、食品衛生7Sは本来業務の一部として遂行する活動なのです。しかし、現場では受注数量を確実に製造していくという絶対的な使命が優先され、なかなか着手できない傾向があります。また、活動の初期段階では大掛かりな整理活動などに時間をとられる場合があります。すると、どうしても就業時間外に行うこととなり、ついつい食品衛生7Sの改善活動を先延ばしにしてしまいがちです。そこへトップや事務局が現場巡回し「まだ改善できていないのか！」という一言でもあれば、一気に意欲を喪失することにつながります。

　さらに、トップや事務局がしびれを切らし、机上で作成したルールを導入してしまっては活動が縮小していく一方です。なぜなら、これは現場から生まれたルールではないため、実情にそぐわない事項も多く、さ

らに現場が社長や品質管理部長のつくったルールを改訂できるわけがないという意識も強いことから、結局見直されず形骸化してしまうのです。

　食品衛生7Sの主役は現場です。特に事務局はあくまでも黒子に徹さなければなりません。自分たちで考えてつくったルールは、守られるものです。また、守りにくいルールは改訂します。生きたルールがつくられるためにもこの「現場が主役」という考え方を崩してはなりません。

■食品衛生7S最大の効果「人づくり」、そして組織の存続

　食品衛生7Sの最大の効果は、トップから従業員まで含めた「人づくり」が実現することです。微生物レベルの清潔を目的として活動していくなかで、従事者自らがルールを策定し、正しく実行し、そのルールがきちんと機能しているかどうかを判断し改善していく、というPDCAサイクルを回すことにより自然と衛生管理に対して感度の高い集団になります。これが、トップや管理職クラスのみならず、作業従事者クラスに至るまで浸透していくのですから、組織が良くなっていくのは当然の結果でしょう。

　その結果、①微生物事故や異物クレーム、作業ミスによる製品事故を未然に防ぐことができるようになります。②過剰在庫や労働災害件数が低減し、働きやすい環境が整い、従業員満足につながります。③顧客から信頼される組織へと成長し最終的には利益が得られ、組織の存続が可能となります。このように食品衛生7Sは衛生管理体制の構築のみならず組織全体の風土をも変えてしまうほどの懐の深さをもっています。

　読者の方々もさまざまな立場、役割をもっておられるでしょうが、本書を含め事例集3巻の事例を参考にご自身の組織に応用してみてください。そして組織改革が実現できることを期待します。

東洋産業㈱　技術部　コンサルティング室
室長　金　山　民　生

現場がみるみる良くなる
食品衛生7S活用事例集3　目次

まえがき　　　　　　　　　　　　　　　　　　　　　　　　　　iii
食品衛生 7S の概要　　　　　　　　　　　　　　　　　　　　vii

第 I 部　解説編

第1章　食品衛生 7S の見える化　　　　　　　　　　　　　　003
1　なぜ見える化が必要なのか ──────────── 003
2　見える化とは ───────────────── 004
3　「気づき、考え、行動する」で問題を解決 ──────── 006
4　比較することで問題を見える化 ─────────── 009
5　考えることで原因を見える化 ──────────── 011
6　仮説と検証を行うことで対策を見える化 ──────── 016

第2章　モチベーションと食品衛生 7S　　　　　　　　　　　021
1　食品衛生 7S とモチベーション ───────────── 021
2　モチベーション向上の考え方・進め方 ────────── 022
3　モチベーションを高める
　　食品衛生 7S マネジメントシステム ─────────── 031

第3章　事例のワンポイント解説　　　　　　　　　　　　　035
1　食品衛生 7S の広がり ─────────────── 035
2　食品衛生 7S 構築のポイント ──────────── 036
　　2.1　トップのリーダーシップと率先垂範　036
　　2.2　正社員からパート従業員まで含めた全員参加　038
　　2.3　決めたことを守る「躾」　041
　　2.4　成果の共有　044

第Ⅱ部　事例編

事例1　キング製菓における食品衛生7Sの取組み　　**049**

1　会社概要 …………………………………………………………… *049*
2　食品衛生7S導入の契機 ………………………………………… *050*
3　食品衛生7Sの推進体制 ………………………………………… *052*
4　改善事例 …………………………………………………………… *055*
5　食品衛生7Sの運用効果 ………………………………………… *057*
6　食品衛生7Sのポイント ………………………………………… *063*
7　おわりに …………………………………………………………… *064*

事例2　さわやかにおける食品衛生7Sの取組み　　**065**

1　会社概要 …………………………………………………………… *065*
2　食品衛生7S導入の契機 ………………………………………… *066*
3　食品衛生7Sの推進体制 ………………………………………… *067*
4　改善事例 …………………………………………………………… *069*
　4.1　整理・整頓　*069*
　4.2　洗浄　*072*
　4.3　清掃　*072*
　4.4　殺菌　*073*
5　食品衛生7Sのポイント ………………………………………… *074*
6　おわりに …………………………………………………………… *078*

事例3　サニーサイドにおける食品衛生7Sの取組み　　**081**

1　会社概要 …………………………………………………………… *081*
2　食品衛生7S導入の契機 ………………………………………… *081*
3　食品衛生7Sの推進体制 ………………………………………… *082*
4　改善事例 …………………………………………………………… *084*

  5　食品衛生7Sのポイント ───────────── 088
  6　おわりに ────────────────────── 092

事例4　備後漬物における食品衛生7Sの取組み　093

  1　会社概要 ────────────────────── 093
  2　食品衛生7S導入の契機 ─────────────── 093
  3　食品衛生7Sの推進体制 ─────────────── 095
  4　改善事例 ────────────────────── 097
    4.1　整理　*097*
    4.2　整頓　*099*
    4.3　清掃　*103*
    4.4　躾　*106*
    4.5　食品衛生7Sの運用　*107*
  5　食品衛生7Sのポイント ───────────── 107
  6　おわりに ────────────────────── 108

事例5　丸福食品における食品衛生7Sの取組み　111

  1　会社概要 ────────────────────── 111
  2　食品衛生7S導入の契機 ─────────────── 113
  3　食品衛生7Sの推進体制 ─────────────── 113
  4　改善事例 ────────────────────── 114
    4.1　整理・整頓　*114*
    4.2　躾　*118*
  5　食品衛生7Sのポイント ───────────── 119
  6　食品衛生7S活動がもたらした効果 ─────────── 121
  7　食品衛生7Sに取り組んだ感想 ──────────── 122
  8　おわりに ────────────────────── 125

事例6　中島大祥堂における食品衛生 7S の取組み　　127
　1　会社概要 ……………………………………………………… 127
　2　食品衛生 7S 導入の契機 …………………………………… 128
　3　食品衛生 7S の推進体制 …………………………………… 129
　4　改善事例 ……………………………………………………… 130
　　4.1　整理・整頓　*130*
　　4.2　清掃　*133*
　　4.3　躾　*134*
　　4.4　食品衛生 7S の運用　*135*
　5　食品衛生 7S のポイント …………………………………… 137
　6　おわりに ……………………………………………………… 138

事例7　堺共同漬物における食品衛生 7S の取組み　　141
　1　組織概要 ……………………………………………………… 141
　2　食品衛生 7S 導入の契機 …………………………………… 142
　3　食品衛生 7S の推進体制 …………………………………… 143
　4　改善事例 ……………………………………………………… 144
　5　食品衛生 7S のポイント …………………………………… 150
　6　食品衛生 7S の運用効果 …………………………………… 151
　7　おわりに ……………………………………………………… 152

参考文献　*153*
索　　引　*155*

第Ⅰ部

解説編

第1章

食品衛生 7S の見える化

ケイ・イマジン　代表　今里　健一郎

１ なぜ見える化が必要なのか

　朝起きたとき、体が動かない、激痛が走る。これは一大事、ということで病院に駆け込む、あるいは担ぎ込まれます。しかし、「少し熱っぽい？」「少しだるい？」などいつもと少し違う場合、「まあ、いいか」と風邪薬を飲んで出かけてしまいます。でもこんな調子で毎日過ごしていると、ある日、突然倒れてしまうかもしれません。

　いつもと違う状態、ほんの少しの兆しでも感じたとき、医者に相談してみます。すると医者は、まず問診し、検査をします。検査の結果から不調の原因を推測し、単なる疲労なら休息を勧めます。風邪なら風邪薬を出します。内臓疾患の疑いがあるなら入院を勧めます。このように想定される原因に見合った対応策がとられます。

　職場も同じです。トラブルや事故が発生すれば、一大事と原因を追求し、関係者が集まって対策を考えます。1件の大きな事故・災害の裏には、29件の軽微な事故・災害、さらにその背後に300件のヒヤリ・ハットがあるといわれています。これを「ハインリッヒの法則」といいます。

職場で「いつもと少し違う」「おや?」と感じたヒヤリ・ハットに関心をもってみます。そして、現場に行き、現物を見て、現実のデータを測定します。そのデータをグラフに描きます。すると、今まで気づかなかった問題に気づくものです。

お客様に安全と安心を与える食品衛生7S（整理、整頓、清掃、洗浄、殺菌、躾、清潔）の品質を確立していくためには、これら7Sの実態を見える化し、そこに存在する問題を明らかにします。そして、明らかになった問題の原因を"見える化"することができれば、食品衛生7Sの品質を維持・向上させることができます。その結果、異物混入や食中毒の発生を未然に防ぐことができます。

食品衛生7Sのうち、見えている問題である「整理」「整頓」「清掃」については、現場を観察し、現物の事実をデータで測定し、グラフ化することによって問題に気づくことができます。

また、食品衛生7Sのうち、見えない問題である「洗浄」「殺菌」「清潔」については、測定器を使って測定してグラフに表し、管理水準を超えているものや、異常な増減傾向があるか否かを見ることによって、問題に気づくことができます。

さらに、人間が引き起こすヒューマンエラーについては、エラーを引き起こす人の意識状態を考えて取り組む必要があります。例えば、「知らなかった」「ついうっかり」については教育や表示による対策が有効ですが、「知っていたがそんな手間なことはできない」については、「躾」に注目して問題の対応策を講じる必要があります（図1）。

2 見える化とは

見える化とは、現場で観察した事実から情報を得ることです。「見る」という字は、「目」に「足（ル）」がついています。自分の足で歩いて問

第1章　食品衛生7Sの見える化

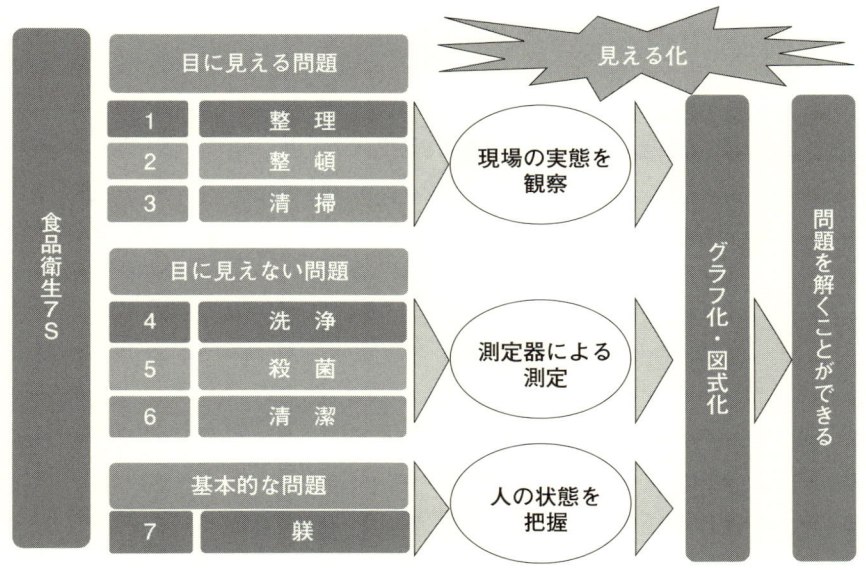

図1　食品衛生7Sと問題の見える化

題が発生している現場へ行き、現物を見て、現実を知ることが重要になります。このことを「三現主義」といいます。

「化」という字は、「化ける」ということです。自分の目で確かめた事実を測定することによって、データをとることができます。このデータは手法という道具を使って「化けさせる」ことによって、情報に変わります（**図2**）。

食品衛生7Sの品質を高めるために役立つ手法として、次のようなものが挙げられます。

① 数値データから事実の情報を得るには、QC七つ道具（パレート図、特性要因図、グラフ、チェックシート、散布図、ヒストグラム、管理図）が役に立ちます。

② 言語データから事実の情報を得るには、新QC七つ道具（親和図法、連関図法、系統図法、マトリックス図法、アロー・ダイヤ

第Ⅰ部 解説編

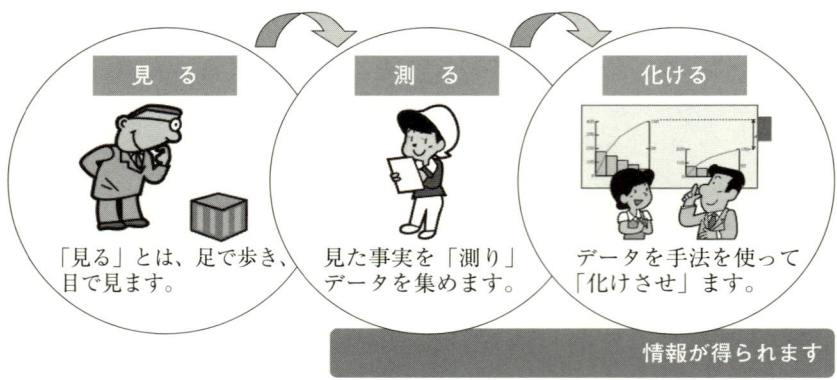

図2 見える化とは

グラム法、PDPC法、マトリックス・データ解析法)が役に立ちます。

③ 洗浄や殺菌状態を確認するには、サンプルデータから母集団を推測することが求められます。このとき、検定・推定、分散分析、回帰分析などの統計的手法が役に立ちます。

④ 異物混入や食中毒など絶対に起こしてはならない問題については、潜在的要因をできる限り、事前に掴むことが要求されます。このときには、FMEA(故障モード影響解析)やFTA(故障の木解析)などの信頼性手法が役に立ちます。

3 「気づき、考え、行動する」で問題を解決

仕事を良い状態にするには、まず何が問題かに気づくことです。そして、問題の原因を明らかにします。そのために、現場からデータをとり、解析を行って原因を探します。原因が見えたら、その原因を打開する対

第1章　食品衛生7Sの見える化

策の仮説を立て、検証を行い、良い対策に仕上げていきます。

　ありがちなこととして、問題に気づいたらすぐに思いついた対策を実行しようとすることがあります。根本的な原因を掴まずにその場で思いついた対策では、真の問題解決に至らないどころか、別の問題を引き起こすかもしれません。

　食品の安全と安心を得る食品衛生7Sの活動においては、冒頭で説明した300件のヒヤリ・ハットまで事前に掴むことが必要になります。食品衛生7Sに関連する問題を解決するには、「気づき、考え、行動する」というステップを一つひとつ見える化していくことが大切になります（**図3**）。

（1）「気づく」とは比較すること

　「『3』は大きいのか？　小さいのか？」と質問されても考え込んでしまいます。しかし、「1」と比較してみると「3」は大きい。「5」と比較してみると「3」は小さい。このように何かと比較してみると答えることができます。

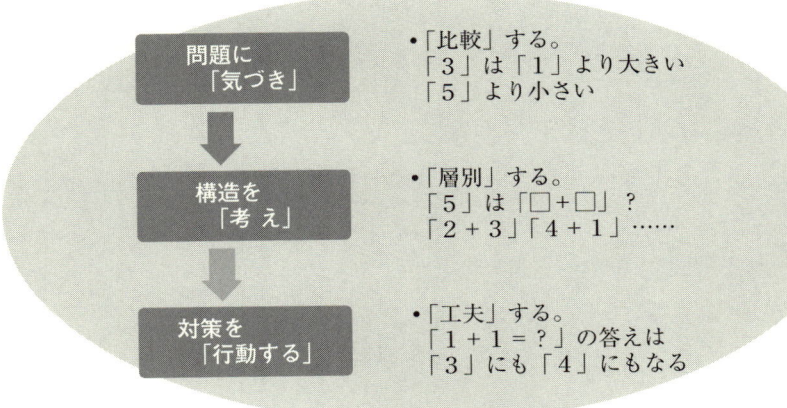

図3　問題に「気づき」「考え」「行動する」

問題も同じです。現状を何かと比較することによって、問題に気づくことができます。比較するものには、「目標値」や「他のロット」「他社の実績」「過去の値」などがあり、これらのものと現状を比較し、折れ線グラフや棒グラフに表すことによって、問題に気づくことができます。

（2）「考える」とは層別すること

「『5』は何と何『□＋□』を足したものか？」このような問いの答えは、3＋2、1＋4、……と無数にあります。

問題を層別すると問題点が見えてきます。問題を現象別・装置別などで層別した結果をパレート図に表してみると、左端に位置する項目が一番ウエイトが大きく、これが重要な問題点であることを認識できます。

パレート図とは、問題となっている不良や欠点などを、その現象や原因別に層別したデータをとり、不良個数や損失金額などが多い順に並べて、その項目の大きさを棒グラフで表した図のことです。

この問題点を発生させている原因を4M（人：Man、機械：Machine、材料：Material、方法：Method）で層別し、「なぜ？　なぜ？」と考えて特性要因図に描いていきます。その結果、問題を引き起こしている原因を突き止めることができます。

（3）「行動する」とは工夫すること

「『1』＋『1』はいくつ？」、小学校の算数の授業では、答えはもちろん「2」です。しかし、単なる算術ではない世の中では、1＋1＝3かも知れません。今という現時点では、1＋1＝2ですが、時間軸を考慮すれば、新たな1つを生み出す可能性をもっています。

「あれとこれをくっつけてみる」ことで新たなものが生まれます。また、他で行っている良い事例を研究し、ノウハウを摑むことができれば、そのノウハウで自分たちに必要なアイデアを考え出すことができます。こ

の方法をベンチマーキングといいます。

作業の効率化を考える場合、「まず止められないか？」「止められなければ減らせないか？」「減らせなければ変えられないか？」の順に考えてみます。

4 比較することで問題を見える化

（1）問題とは、あるべき姿と現状レベルの差

「問題を挙げてみてください」という質問に対して、「この現状をなんとかしたい」という人たちと、「こういうふうにしてみたい」という人たちに二分されます。

「こうありたい」というビジョンや企業が目指す目標が「あるべき姿」であり、日々行われている仕事の目標となるものです。日々行われている仕事の結果が現状です。その結果はばらつきをもって現れ、「良い状態」と「悪い状態」に分かれます。

これらのあるべき姿と現状の差（ギャップ）が問題です。したがって、「こういうふうにしてみたい」と思ったときには、その現状を調べてみます。また、「この現状を何とかしたい」と思ったときは、どうあってほしいのか目標を立ててみます。そして、その差を見える化すると、問題が見えてきます。

自分たちだけでは、良い状態なのか悪い状態なのか、判断することが難しい場合があります。こんなとき、他社と比べてみることで、問題に気づくことがあります（図4）。このとき、棒グラフを描いてみます。また、過去と比較することによって、問題が増えてきていれば悪い状態であり、減ってきていれば良い状態と判断することができます。このとき、時間を横軸にとった折れ線グラフを描いてみます。

（2） 仕事の結果から見つける問題

　仕事の結果はばらつきをもっています。このばらつきが大きいと、そこに問題が発生しています。この問題を見つけるには、ばらつきが大きい仕事や、手直しがたびたび発生している仕事や、負担を感じている仕事など、次のような状態に着目してみます(**図4**)。

　①　結果のばらつきが大きい作業がある。
　②　標準どおりに進められない。
　③　抜け落ちが発生している。
　④　後工程に迷惑をかけたことがある。
　⑤　処理に多くの時間を費やしている。
　⑥　応急処置に追われている。

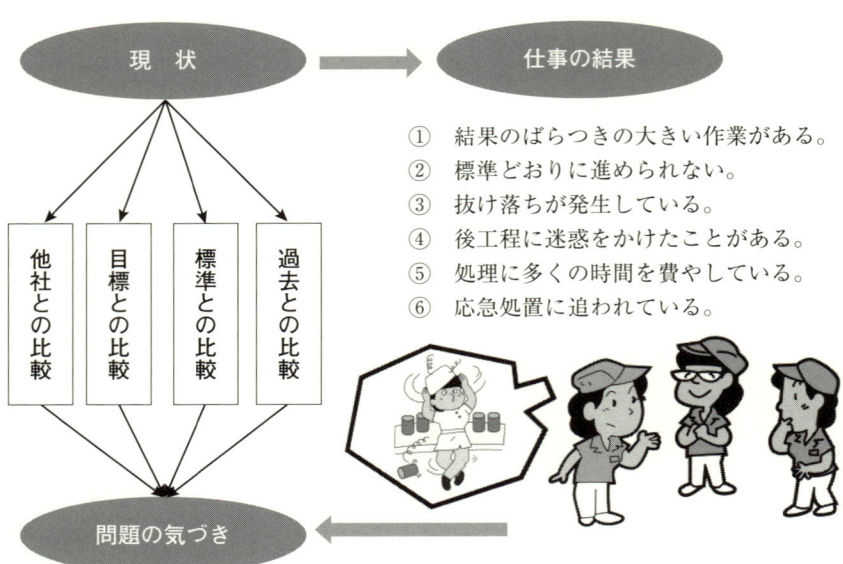

図4　問題に気づくには

第 1 章　食品衛生 7S の見える化

5　考えることで原因を見える化

（1）問題を見る 3 つの目「鳥の目」「虫の目」「魚の目」

　問題の原因を見つけるには、まず鳥の目で「問題の特徴」から重要な問題点を引き出し、虫の目で「背後の問題」を探求します（図 5）。さらに、魚の目で「関係する他の問題」を考えることで、問題解決への道筋が見えてきます。「木を見て森を見ず」ということがないように心がけます。

　「問題の特徴」とは、問題の特性値の統計分布を調べ、何らかの傾向を掴むことです。問題の特性値のデータから時間的変化やある断面での状態、ばらつきなどを把握します。

　「背後の問題」とは、問題を発生させているプロセスを洗い出すことです。ここで、プロセスとは、仕事のやり方、人の能力、システムの実

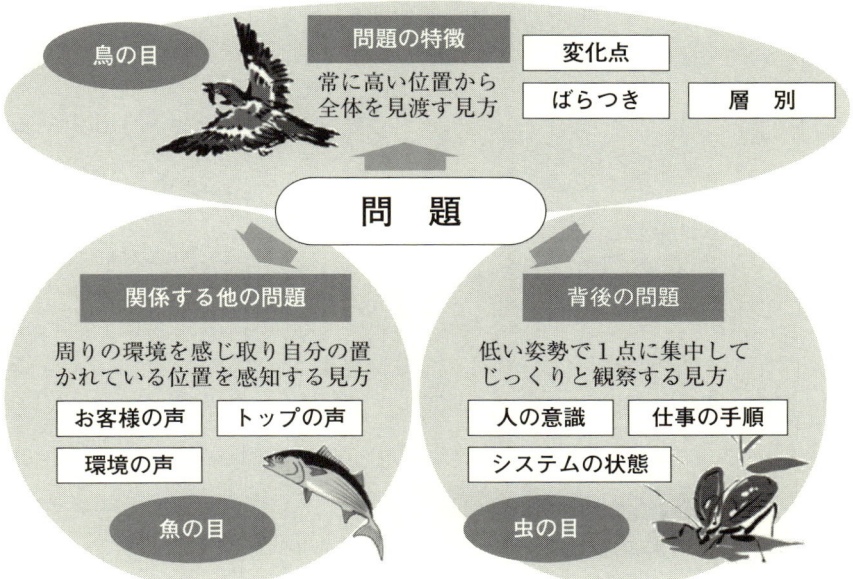

図 5　問題の原因を考える 3 つの目

態などです。

「関係する他の問題」とは、単独で現れたかのように見える問題でも、何か相互に関連する別の問題はないだろうかと考えることです。関係する他の問題には、お客様の声や環境の声、トップの声などから自分たちの仕事を評価したときに現れる問題などがあります。

（2）特性値から実態を見える化

過去から現在までの問題の特性値を折れ線グラフで表すと、問題の増減傾向がわかると同時に、微細な変化にも気づきます。

個々のデータをヒストグラムで表すと、特性値のばらつきがわかります。規格値が設定されている特性値なら工程能力指数を計算することによって、ロット全体の状態を評価することができます。

工程能力指数 Cp (Process Capability Index) とは、工程の平均値、標準偏差と規格値とを比較し、工程が規格に対して十分な能力を有するか否かを見える化できる指標です（図6）。

問題を層別した特性値をパレート図で表すと、重要な問題点を引き出

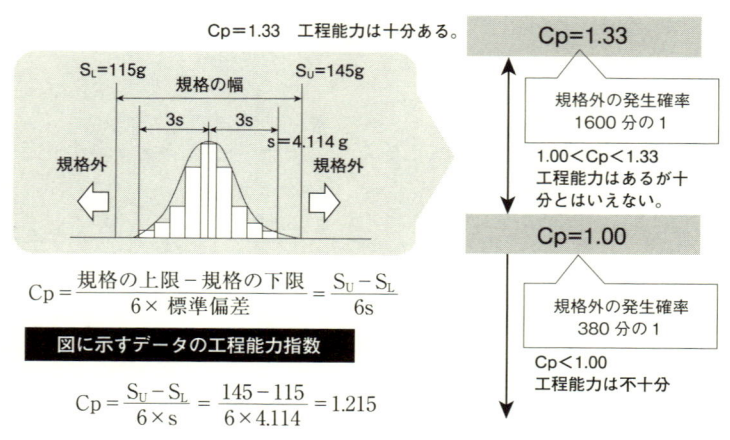

図6　工程能力指数とは

すことができます。また、層別した折れ線グラフやヒストグラムを描くことによって、問題点を絞ることができるだけでなく、原因に気づくこともあります。

（3）仕事のプロセスから原因を見える化

商品やサービスといった仕事の結果は、その仕事に従事している人たちの能力と仕事のやり方によって生み出されます。さらに、仕事をサポートしてくれるコンピュータシステムや製造システムの状態も影響してきます。

問題が発生している場合、この3つのどこかに不具合が発生しています。仕事の結果としての問題をコントロールすることはできませんが、プロセスである人の能力、仕事のやり方、システムの状態に対しては、コントロールすることができます。したがって、問題を解決するには、これらのプロセスを明らかにしていくことが重要な鍵になります。

製造現場で不良が発生しているとき、「不良が発生する」を特性とした特性要因図を描きます（図7）。描き方は、4M（人、機械、材料、方法）を大骨に設定し、大骨ごとに「なぜ？　なぜ？」と考えて原因を探していきます。

お客様から不信感をもたれたとき、「お客様に不安を与える」をテーマに連関図を描きます（図7）。描き方は、テーマである問題の具体的な現象を1次要因として書き出します。そして、これらの1次要因を引き起こしている原因（2次要因）を考えて描きます。さらに、順次3次要因、4次要因を抽出し、核心原因を明らかにします。

食品トラブルの発生メカニズムを事前に明らかにするときには、「異物が混入する」というトラブル内容をトップ事象において、FT図を描きます。トップ事象から事象を展開し、ANDとORの論理記号で結びつけていき、重要な基本事象を明らかにします（図7）。

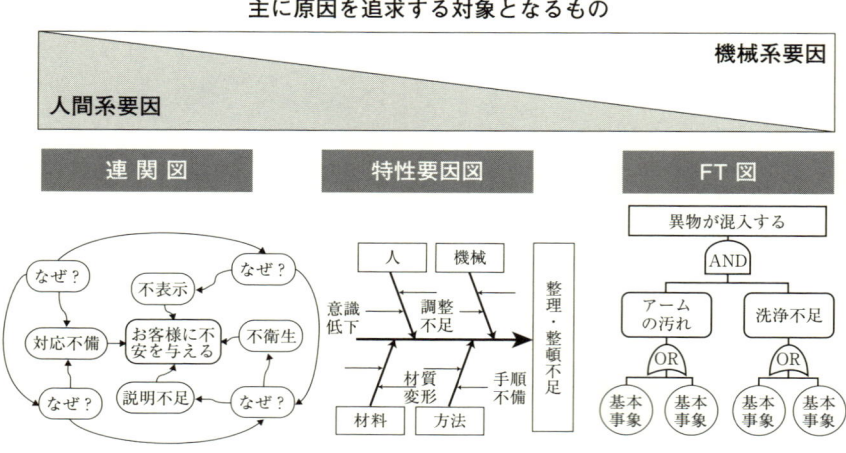

図7　原因を追求する3つの図

（4）FMEAからヒューマンエラー要因を見える化

　ヒューマンエラーとは、人が引き起こす不具合事象（ミス）であり、これらのミスは、特に忘れられた頃に出てくることが多いものです。食品を扱う人たちにとっては、うっかりミスが食品への異物混入や食中毒を引き起こす可能性を秘めています。その不具合事象を未然に防止するには、FMEAを活用して、ヒューマンエラーの潜在的要因を見える化することで可能になります（**図8**）。

　FMEAによりヒューマンエラー要因を抽出するには、検討する工程を特定し、作業手順を実際の流れで書き出します。そして、作業の手順ごとに不具合モードを抽出します。不具合モードには次のようなものがあります。

① 抜け　　　　　　② 回数の間違い　　　③ 順序の間違い
④ 実施時間の間違い　⑤ 不要な作業の実施　⑥ 選び間違い
⑦ 数え間違い　　　⑧ 認識間違い　　　　⑨ 危険の見逃し
⑩ 位置の間違い　　⑪ 方向の間違い　　　⑫ 量の間違い

第1章　食品衛生7Sの見える化

工程解析			不具合モード	推定原因	影響状況		リスク評価			検討
製造	工程	作業手順			起こりうる事象	事故・トラブル	発生度	影響度	重要度	
食品加工	準備	容器洗浄 ↓ 容器取り付け ↓	未洗浄箇所見落とし	注意散漫	汚れ付着	異物混入	1	5	△	
			不適切な取り付け	慣れていない	容器の振動	チョコ停発生	3	3	○	
	食材攪拌	食材の投入 ↓ 水を加え攪拌 ↓	管理不十分	注意散漫	古材料の混入	食品の腐敗	1	5	△	
			不適切な操作	初めての作業	水分過多	不良品発生	3	5	◎	要検討

- ヒューマンエラーを検討する作業の手順を書き出す。
- 特に問題を感じる作業に注目する。

発生度(例)
5：たびたび発生
3：ふつうに発生
1：ごく稀に発生

影響度(例)
5：機能不能
3：機能低下
1：影響なし

重要度＝(発生度)×(影響度)

図8　FMEAによるヒューマンエラー要因の検討シートの例

⑬　保持の間違い　　⑭　不正確な動作　　⑮　不確実な保持
⑯　不確実な回避　　⑰　未指示　　　　　⑱　指示の間違い

次に、不具合モードが発生する推定原因を考えます。推定原因は、次のような状態が考えられます。

①　決められた作業手順どおりに作業を行わなかった。
②　作業手順が変わった。
③　作業手順がなかった。
④　対象設備が変わった。
⑤　作業メンバーが代わった。

不具合モードと推定原因を洗い出したら、不具合モードが発生した場合に想定される影響状況を検討します。検討する内容は、「起こりうる事象」と、その事象から起因して発生が予測される食品への影響です。それらの状況を検討し、記入します。そして、不具合モードごとに、発生度(不具合が発生する程度)、影響度(食品の質に与える程度)、重要度で評価します。重要度から重要な不具合モードを抽出します(**図8**)。

リスク評価は、次の3段階で評価します。
- 発生度：たびたび発生：5、ふつうに発生：3、ごく稀に発生：1
- 影響度：重大：5、やや大：3、影響なし：1
- 重要度：発生度×影響度

6 仮説と検証を行うことで対策を見える化

(1) 仮説と検証の繰返しでアイデアを実用化へ

　問題を解決するための最適な対策を考えるには、「対象となる固有技術」「ぜひ成し遂げるといった強い思い」、そして「ひらめきにつながるヒント」が必要です。これらの3つが揃えば、対策がひらめきます。これが「仮説」です（図9）。

　この仮説を試行して問題が解決できるか「検証」します。試行にあたってデータをとり、成果と問題点を把握します。成果が出なかったり、問題点が見つかれば、仮説を修正し、再度検証します。このとき、最初に設定した目標が達成できたか否かはもちろんのこと、品質(Q)・コスト(C)・納期(D)がバランスよく保たれているか否かも検証します。

　食品衛生7Sのいずれかの問題に取り組んだとき、取り上げた7S以外の品質が低下していないかを確認しておく必要があります。もし、大

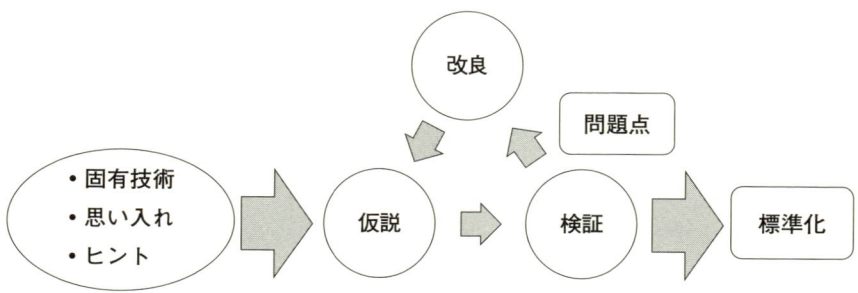

図9　仮説と検証で良い対策に仕上げる

幅な品質低下が予想される場合、その対応策も同時に考える必要があります。強い鎮痛剤を飲むとき、胃を荒らさないよう同時に胃薬を飲むのと同じです。

その結果、良い成果が認められればこの仮説を対策として実用化していきます。

お客様の不信感を払拭するための対策として、「30品目のサラダ」をキャッチフレーズにしている某食材メーカーでは、買って帰ったお客様が30品目を数えることが予想されることから、実際には35品目の野菜を混ぜているという例があります。

（2）発想の手助けとなる関係者とのディスカッション

自分一人で考えることには限界があります。「三人寄れば文殊の知恵」という諺（ことわざ）にもあるように、他の人たちとのディスカッションが良いアイデアを生み出します。

自分が知っていることと知らないことがあり、他人にも知っていることと知らないことがあります。自分も他人も知っている部分を「開かれた窓」といいます。自分は知っているが他人が知らない部分を「隠された窓」といい、知っていることを他人に話すことによって、この窓は開きます。また、他人は知っているが自分は知らない部分を「気づかない窓」といい、人の意見を素直に聴くことによって、この窓は開きます。この「気づかない窓」と「隠された窓」の2つの窓を開くことによって、今まで知らなかった「閉ざされた窓」が開いてきます。「あなたがそういうなら、こんなことも考えられるのでは」という経験があるでしょう。この4つの窓を「ジョハリの窓」といい、多くの人たちと情報共有することによって、新たな発想が生まれてきます（**図10**）。

食品衛生7Sのうち「整理・整頓・清掃」の対策は、どこでも同じような現象が起こって、その都度、工夫されています。その内容を共有す

第Ⅰ部　解説編

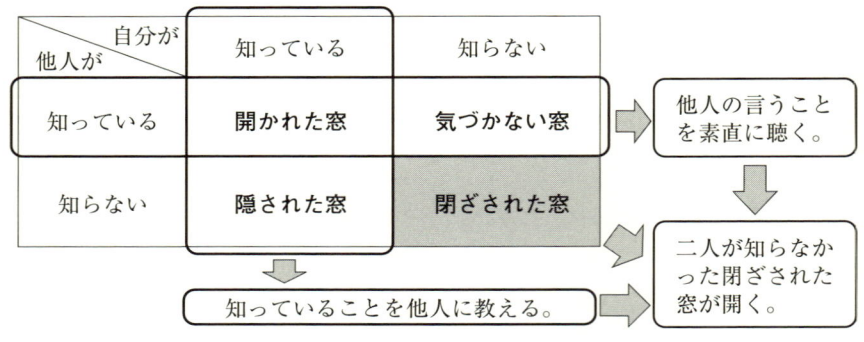

図10　ジョハリの窓と発想

ることによって、さらに良い対策を生み出すことができます。「うちではこんなことをやっているよ」と聞いた人が、「それならこうしてみてはどうかなぁ」とディスカッションすることによって、次々とアイデアが出てくるばかりでなく、まったく気がつかなかった原因に気づくかもしれません。

（3）人の意識より考える「エラー防止策」の見える化

　ヒューマンエラーを引き起こす従事者の意識については、「躾」という観点から防止策を講じる必要があります。ヒューマンエラーには、「知らなかった」あるいは「つい忘れていた」ということで起こる単純エラーと、「知っているがついやってしまう」ということで起こる手順不履行エラーの2つがあります。

　単純エラーについては、教育や訓練でまず理解させます。そして、知っているがついうっかり忘れてしまうことについては、現場に表示ボードをかけるなど、お互いに注意喚起させます。こうすることによって単純エラーを減らせます。

　手順不履行エラーは、少し厄介なエラーです。自信をもったベテラン

などが引き起こすエラーで、設備面からその行為ができないように工夫する必要があります。また、行為者への罰則も必要です(図11)。

「手洗いの励行」「作業手順の遵守」などを確実に実施していくためには、教育や現場表示はもちろんのこと、「躾」に対する対策を確実に実行しなければなりません。そのため、悪質な違反者に対しては、罰則などの処置も必要になってきます。

食品を扱う管理方法は、企業が大きくなればなるほど管理が複雑になり、どこかで管理ミスが起こる可能性が出てきます。したがって、食品の管理方法は、できるだけシンプルにしなければなりません。例えば、お店ごとに賞味期限を確認するよりも、朝に1日で売りつくす量をお店に配送し、閉店時、すべて返却するといったシステムを導入することによって、管理ミスを未然に防ぐこともできます。

「添加物を使用しない」というポリシーを貫きとおすために、食材センターから数時間で到着可能な範囲のみにお店を出している、という外食産業の例があります。

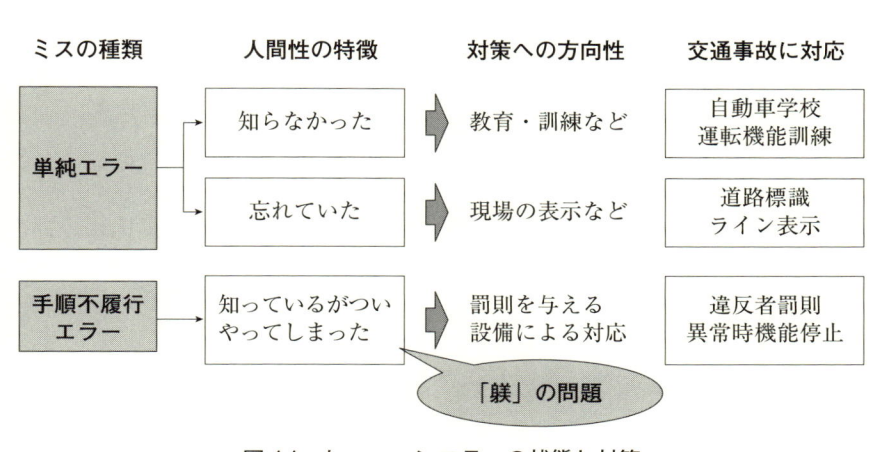

ミスの種類	人間性の特徴	対策への方向性	交通事故に対応
単純エラー	知らなかった	教育・訓練など	自動車学校 運転機能訓練
単純エラー	忘れていた	現場の表示など	道路標識 ライン表示
手順不履行エラー	知っているがついやってしまった（「躾」の問題）	罰則を与える 設備による対応	違反者罰則 異常時機能停止

図11　ヒューマンエラーの状態と対策

（4）3つの評価で問題解決度合いを見える化

　対策を実施した後、プロセス評価とアウトプット評価で問題解決の成果を確認します。さらに、アウトカム評価を行うことによって、業績への寄与度がわかれば、今回取り組んだ問題を本当の意味で打破できたか否かを確認できます。

　プロセス評価とは、対策の実施状況を評価するものであり、進捗状況や成果、問題点などを把握することです。問題点があれば改良し、再度、実行していきます。このプロセス評価から良い対策を標準化すると同時に、どうしても成果が認められない対策については、思い切って止めてしまうことも必要です。

　アウトプット評価とは、先に設定した目標値の達成度や問題の発生状況をグラフなどから良くなった状態を評価することです。このとき、対策前後のグラフやパレート図、ヒストグラムなどを描くことによって"見える化"できます。

　アウトカム評価とは、総合的な結果であり、顧客満足度、従業員満足度、売上高などから業績への寄与度を評価することです。アウトカム評価の一つとして、プロセス評価の指標を横軸とし、アウトカム評価の指標を縦軸とした散布図を描いたり、相関分析、回帰分析、重回帰分析などを行うことによって"見える化"できます。

　最終的には、食品衛生7Sすべてを満足しているか否かの評価を行い、良い結果が得られた対策は、以後、継続できるよう標準化します。さらに、品質の低下が起こっていないのか、管理項目を設定し、問題が発生していればいち早く対応策をとれるようなシステムを構築しておくことも大切です。

第2章

モチベーションと食品衛生 7S

MT 経営工学研究所　代表　松本　隆

1 食品衛生 7S とモチベーション

　食品の安全・安心に関する品質管理の仕組みを確立する土台が食品衛生 7S です。食品衛生 7S の基本概念は図1に示すとおりで、7S の要になるのが「躾」です。どのように立派な整理・整頓・清掃・洗浄・殺菌の方法(手順)を決めても、これらを守らなければ意味がありません。躾は、守るための心や習慣をつくるために必要なのです。

　躾といっても、それは強制ではなく、関係者全員を巻き込んだ"仕掛け"が必要になります。この躾と仕掛けとして有効なものが、動機づけアプローチ、言い換えれば"モチベーション"の向上策です。

　関係者全員の意識を変えて、その気にさせて、やる気にあふれた食品衛生 7S 活動にするためのモチベーション向上の進め方について、以下に説明していきます。

第Ⅰ部 解説編

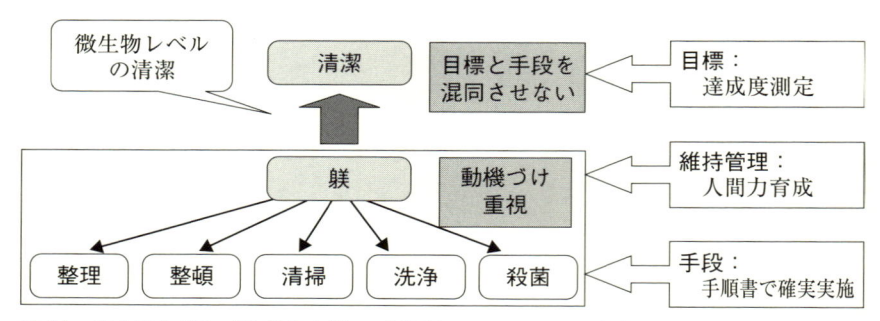

出典） 米虫節夫(編)：『食品衛生新5S入門』(やさしいシリーズ9)、日本規格協会、2004年、p.11、図1.3を元に作成

図1　食品衛生7Sの基本概念

2 モチベーション向上の考え方・進め方

（1） モチベーションとは

最近は、スポーツ界に限らず、若者をはじめとする一般の人たちでもモチベーションという言葉をよく使います。その意味するところには、次の2つがあります（**図2**）。

① やる気の基（元）としての「動機」やそれを人間に生じさせる「動機づけ」

② （結果として）「動機」があるかどうかの「意欲」

どちらかというと、②のほうがよく使われるようです。

このような「動機（づけ）」や「意欲、士気」といった意味をもつモチベーションは、スポーツの世界に限らず、個人にとっても、企業などにおける組織運営においてもたいへん重要な意味をもっています。企業や社会における意味を考えてみると、次の2つがあります。

❶ 組織にとって　→どうしたら社員をもっと一所懸命、働かせることができるか？

❷ 個人にとって　→どうしたらもっとやりがいをもって働くこと

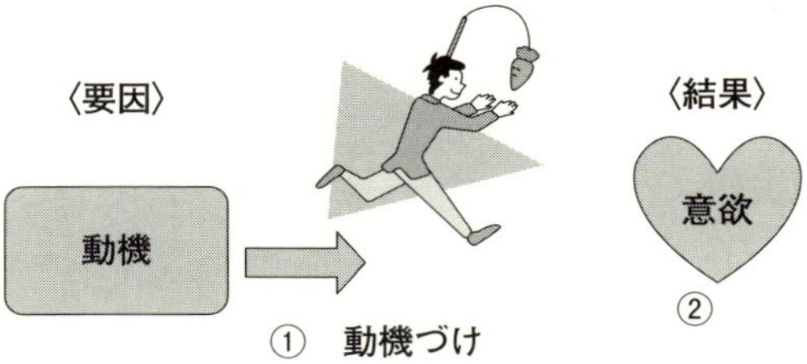

第 2 章　モチベーションと食品衛生 7S

〈要因〉　　　　　　　〈結果〉
動機　→　①　動機づけ　　意欲②

図2　モチベーションの2つの意味

ができるか？

　このように、モチベーション（意欲）の増進は、組織（経営者）や個人（従業員）にとって共通の課題なのです。

　モチベーションに関連する事項については、従来から社会学者、心理学者、経営学者などの研究対象になっていますが、ここでは西堀榮三郎氏の考え方について紹介します。

（2）西堀榮三郎とは

　日本の南極越冬隊の初代隊長（1956 〜 1957 年）を務めた西堀榮三郎（1903 〜 1989 年）は、敗戦直後に品質管理を学び、日本に普及させた、日本における品質管理の創始的な人物です（**写真 1**）。また、西堀は多彩な才能を発揮し、登山家、探検家、科学者、技術者、品質管理の第一人者、原子力研究者、新製品開発者、ヨットマン、とたいへん多くの分野で活躍しました。その活躍した世界は"八ヶ岳"といわれるほど幅広く、「雪山讃歌」を作詞したことでも知られています。また、語学も堪能で、アインシュタイン博士夫妻が来日した際は 3 日間通訳を務め、京都・奈良を案内しています。

　余談ですが、南極横断を生涯の夢とした探検家植村直己氏に六分儀などの天測装置とその使用法を教えるなど、植村の有力な支持者の一人でもありました。

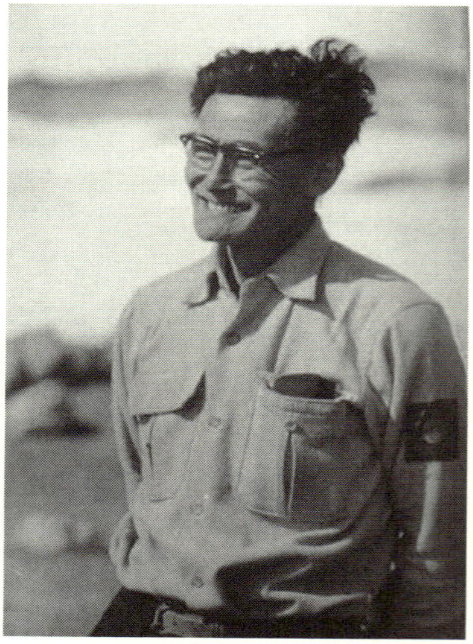

出典）『地球を愛した創意の旅人』(西堀榮三郎記念探
検の殿堂)、湖東町、1994 年

写真 1　西堀榮三郎

　西堀は、生涯を探究心の塊として人生を送り、"真夜中のにわとり"
と評されるほど先見の明があり、人の個性と創意工夫を尊重し「出る杭
を伸ばせ」が口癖だったといわれています。「とにかく、やってみなは
れ！　やる前から諦める奴は、一番つまらん人間だ」ともいっています。

　現在、世の中は混迷と閉塞感のなかにある感じですが、このようなと
きこそ西堀のユーモアと現場重視の創造性とチャレンジ（パイオニア）精
神が望まれています。

　また、品質に関する事故や不祥事が多発している最近の日本において、
今一度、品質管理の初心に返って西堀流のやり方を見直すのも大いに意
味があると思います。

（3）西堀榮三郎の仕事の3要素

　西堀が考えた「仕事の3要素」は、次の3つです(図3)。

第 2 章　モチベーションと食品衛生 7S

```
         社会性   ③喜ば    ①考える    創造性
                 れる*
                      仕事
                    ②働く
                   活動性
```

＊仲間と喜びや苦しみを
　分かち合う喜び。

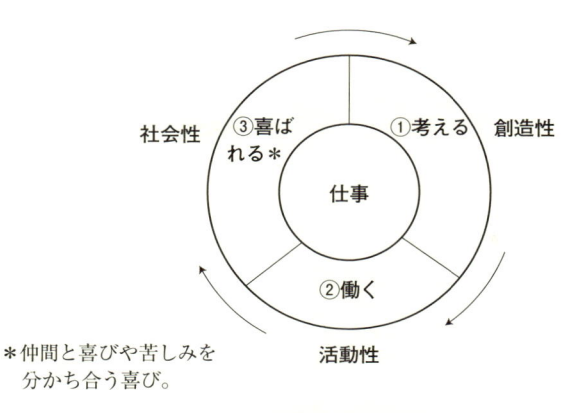

図 3　西堀榮三郎の仕事の 3 要素

① 　創造性：考える喜び。
② 　活動性：額に汗して働く喜び。
③ 　社会性：仲間と喜びや苦しみを分かち合う喜び。

　これらの 3 要素を①→②→③→①→……のようにつなげるポジティブフィードバックによって仕事のリズムを確保できます。西堀はこのような人間的な本性をもとにした 3 要素のなかに仕事における楽しみと喜びがあり、モチベーションと深くかかわっていると考えました。

（4）西堀榮三郎の品質管理

　西堀は、戦後、独立コンサルタントとして統計的品質管理手法を日本の産業界に持ち込み、それが戦後日本の飛躍的な工業発展の礎の一つとなりました。その功績が認められ、デミング賞本賞や電電公社総裁賞を受賞しています。西堀が指導した品質管理の考え方の一部を図解したものが**図 4** です。

第Ⅰ部　解説編

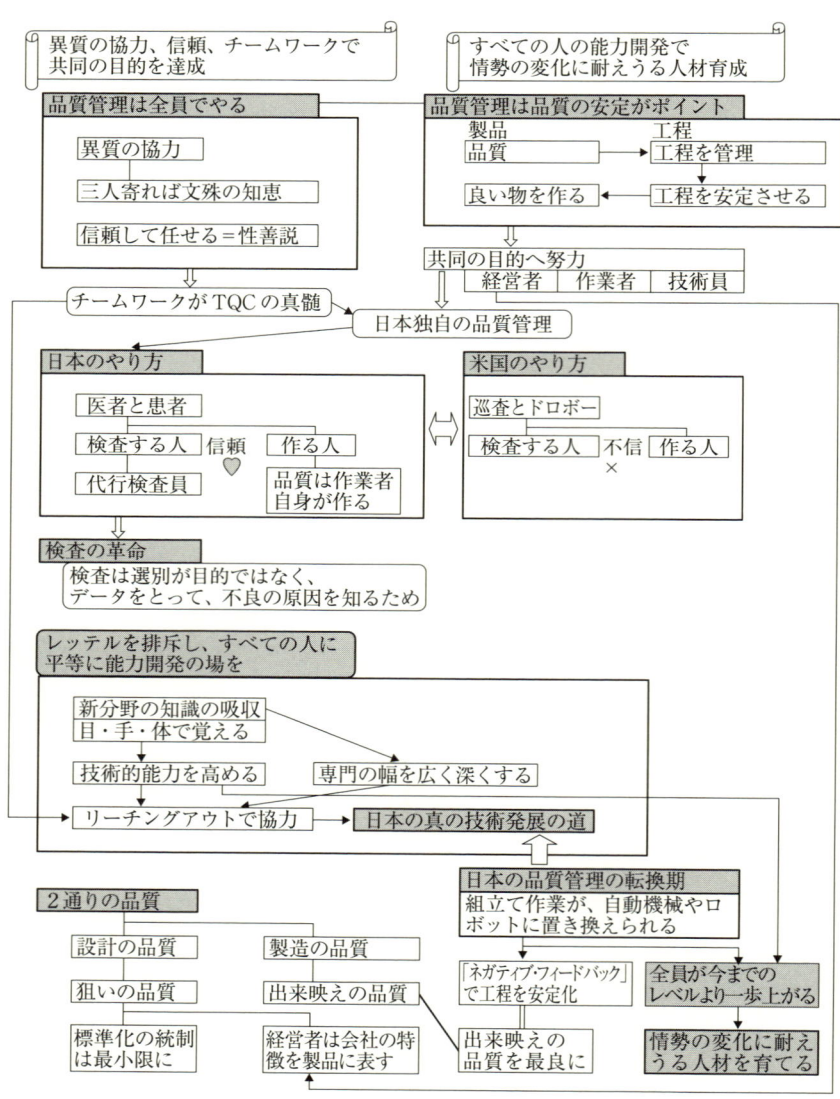

出典）　西堀榮三郎選集　3巻　『技術の創造力と品質管理』、悠々社、1991年を元に作成

1993.12.18 西堀学研究　「品質管理の真髄」（図解）（松本隆、田中達男作成）より抜粋
2003.9.1 再構成（松本隆）

図4　西堀流品質管理の図解（異質の協力、信頼、能力開発）

（5）西堀かるた

　「西堀かるた」とは、モチベーション研究会[1]とその研究会の創始者である西堀とが選んだもので、「いろはかるた」になぞらえて、いろは48文字のすべてに西堀の思想・考え方を組み入れたものです（表1）。モチベーション研究会における研究の過程で、それぞれ持ち寄ったテーマをかるたの形にまとめ、その後メンバー各位の検討を経た後、西堀の校閲をいただいて1985年頃に完成しました。西堀かるたは、現在までに13カ国語（英語、フランス語、スペイン語、ポルトガル語、オランダ語、中国語、ハングル語、タイ語、インドネシア語、ロシア語、タイ語、ベンガル語、ドイツ語）に訳されて、世界各地で国際的な文化交流に活用されています。

　西堀の考え方を「かるた」48句にした西堀かるたを読み解くことによって、品質管理の基本を学び、創造性を発揮し、モチベーションを生み出し、組織を活性化することができるのではないかと筆者は考えます。

　ここでは西堀かるたから、特に参考になりそうな6句を取り上げて解説します（図5）。

---

[1]　モチベーション研究会とは、1974年に西堀榮三郎の提案を契機に京都大学工学部教授（現在名誉教授）の近藤良夫氏を中心とした関西の企業関係者など約30名をメンバーに発足した研究会です。設立の趣旨は「現状を踏まえ、今後わが国の企業における工場管理方式としてどのような考え方にもとづいて、どのような管理方式が望ましいかを深く検討し、主として製造現場におけるモラールアップ、モチベーションの面から共同研究を行い、将来に備えることを目的とする」ことにありました。研究の進め方は、仕事に対する動機づけを中心に討議・研究しています。
　1974年2月の最初の研究会以来、㈶日本規格協会関西支部の支援を得て、毎月1回の会合（時には企業見学会ほか）をもち、35年以上経過した2009年6月13日で400回を迎えています。

第Ⅰ部 解説編

表1　西堀かるたの48句

1	い	石橋をたたけば渡れない
2	ろ	ロジックとノンロジックの組み合わせ
3	は	馬鹿と大物が新しいものを作る
4	に	忍術でも　ええで
5	ほ	ポジティブ・フィードバックで調子にのせよ
6	へ	平常心　会社を守り　身を守る
7	と	統計的方法で事実をつかめ
8	ち	チャンスを与えよ　良い部下に
9	り	リーチングアウトの精神で行動する
10	ぬ	抜け駆けの功名では困難は乗り切れない
11	る	ルールは自主能力で変わるもの
12	を	おのれだけでは何もできない
13	わ	若いときの夢はかなえられる
14	か	感謝がすべてのモチベーション
15	よ	良い品質は作る人間の込めた魂
16	た	体験で生きた知識を
17	れ	レボリューションをやった日本のQC
18	そ	創造で　会社の繁栄、自分の生きがい
19	つ	つまらぬことにこだわるな
20	ね	ねらいの品質　トップがきめる
21	な	なんでもやろうパイオニア精神
22	ら	ラインもスタッフも心を合わせて目的達成
23	む	虫の知らせが聞こえるまでに
24	う	上役よ幅役になれ
25	ゐ	異質の協力でチームワーク
26	の	能力は変えられる
27	お	思いもよらぬことは起こると思え
28	く	苦のあとの成功
29	や	やらされていると思わず　やっていると思え
30	ま	まず誉めよ
31	け	欠点を長所に替えて育てよう
32	ふ	不良品の山は宝の山
33	こ	向上心があれば飽きることがない
34	え	エゴはモチベーションの敵
35	て	出る杭をのばせ
36	あ	「ああ、そりゃ　いい考えだ」
37	さ	境を作る専門馬鹿
38	き	競争ではなく競走を
39	ゆ	勇気を持って挑戦を
40	め	迷信は早とちりから生まれる
41	み	みんなでやろう前向きに
42	し	人生は実験なり
43	ゑ	絵だけの管理は困りもの
44	ひ	人に喜ばれることは善である
45	も	目的は絶対、手段は自由
46	せ	責任は事の起こる前に負うもの
47	す	すなおに事実にもとづいて
48	ん	「ん」まで結論しっかりと

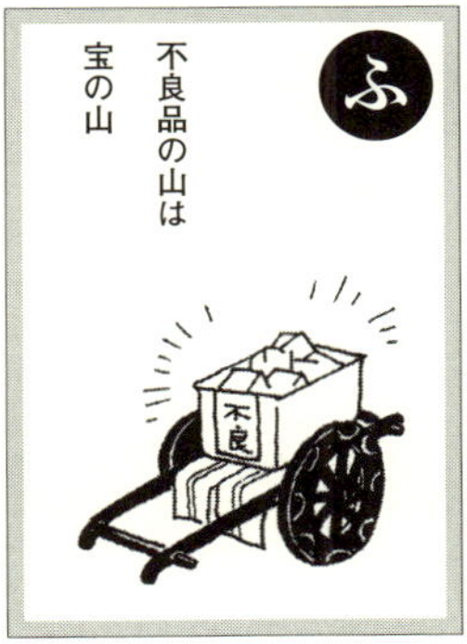

第 2 章　モチベーションと食品衛生 7S

ふ　不良品の山は宝の山

不良（問題）が多いと嘆く必要はない。

不要品の山（問題点）は、宝の山（改善のネタの宝庫）である。

最近では、不良品をクレームや苦情と言い替えたほうが良さそう！

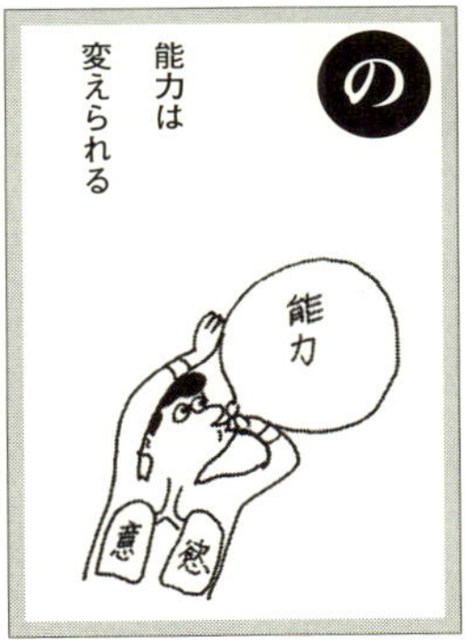

の　能力は変えられる

個性は変えられない。

能力は、（意欲しだいでいくらでも）変えられる。

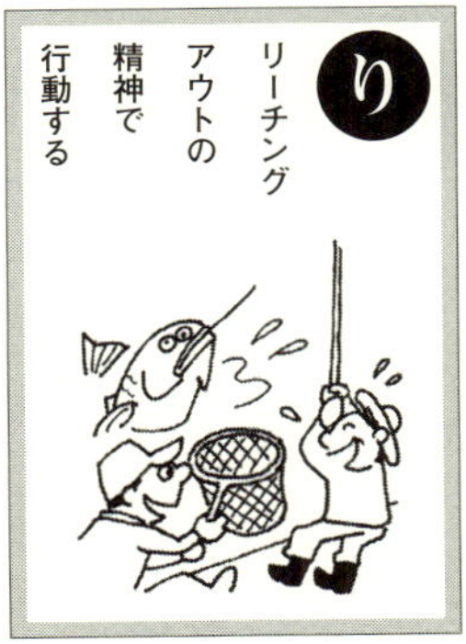

り　リーチングアウトの精神で行動する

「リーチングアウト」というのは、英語的には「人の仕事に手を出す」という（良くない）意味になっているが、

「人の仕事に関心をもち、そしていつでも協力できる姿勢」ということで、

人の仕事にまで相互乗り入れをして協力して、共同の目的を果たそうということ。

「リーチングアウト」で、隙間の部分を埋め、重なり合った部分が、チームワークの基本となる。

注）　西堀かるたの掲載にあたりましては、モチベーション研究会の許諾を得ました。イラストは、水谷たけ子氏によります。

図 5　西堀かるた（一部）

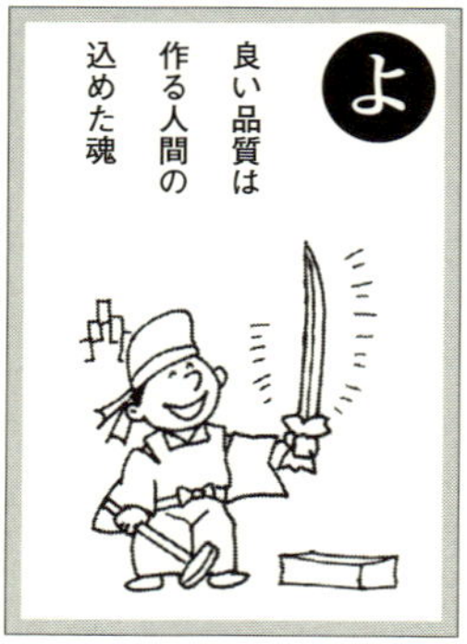

第Ⅰ部 解説編

よ 良い品質は作る人間の込めた魂

作る人は、
よい製品、人に喜んでもらえる製品を作るために魂を込める。

良い品質は、
作る人の真心を反映している。

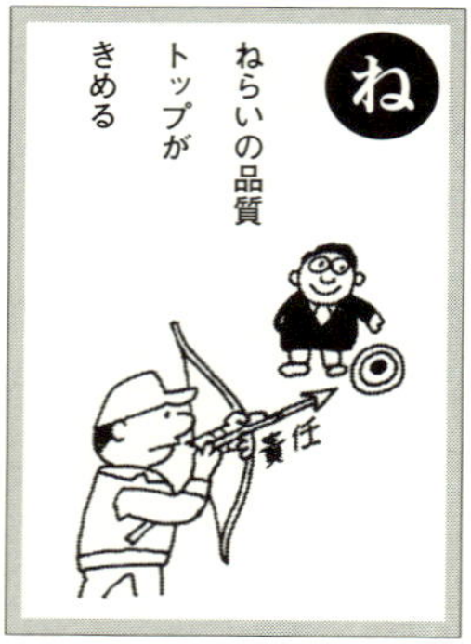

ね ねらいの品質トップがきめる

製品・サービスは会社の命である。ねらいの品質をどう決めるかは、最大の経営課題で、最高経営者が決めなければならない。

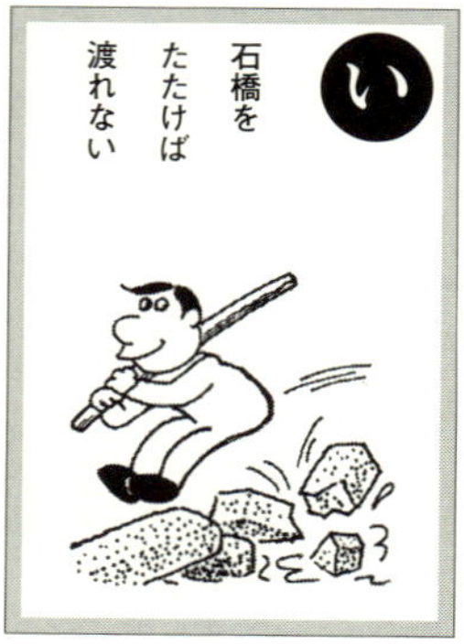

い 石橋をたたけば渡れない

チャンスを逃がすな。まず決断せよ。石橋をたたくこと（問題の詳細の検討）はそれからである。

図5 つづき

第2章　モチベーションと食品衛生7S

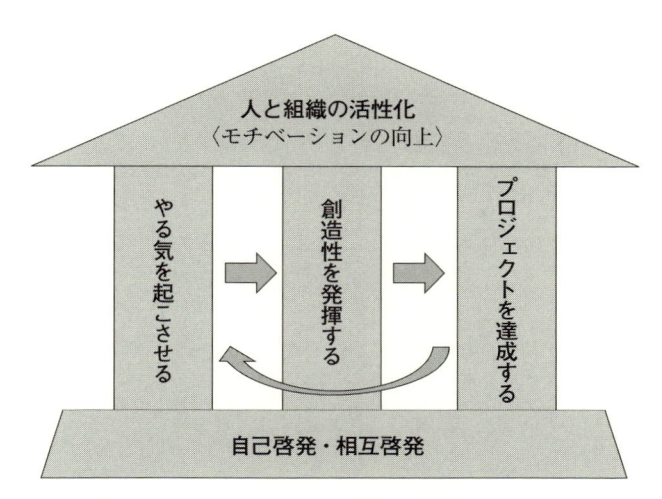

図6　組織におけるモチベーションの高め方：三本柱（松本試案）

（屋根）人と組織の活性化〈モチベーションの向上〉
（柱）やる気を起こさせる／創造性を発揮する／プロジェクトを達成する
（土台）自己啓発・相互啓発

（6）組織におけるモチベーション向上七つ道具

「西堀かるた」に代表される西堀流モチベーションの考え方をベースにして、組織におけるモチベーションを高める手順を筆者なりに考えてみました。これは、「モチベーション研究会」が過去に開発した「モチベーションの体系」を参考にしています。それを図6と表2に示します。図6に示した三本柱がその基本であり、その三本柱それぞれについてのキー・ステップを"七つ道具"として展開したものが表2になります。この考え方と進め方は、現在でもどの組織（企業）にも適用できるものであり、食品衛生7S活動に関しても大いに活用できると思います。

3　モチベーションを高める食品衛生7Sマネジメントシステム

（1）モチベーション向上の共通要因

従業員のモチベーションの向上策については、現代の多くの企業でも、いろいろな研究というより実践がなされています。それらの一部と「西

表2　組織におけるモチベーションの高め方：三本柱×七つ道具（松本試案）

三本柱		七つ道具	対応度	対応する「西堀かるた」の句	No.
⟨M⟩ やる気を起こさせる 【士気高揚】	1	目的（目標）を明確にする。	□	ねらいの品質　トップがきめる	20
	2	各人の役割を明確にし、公平に扱う。		────	
	3	メンバーの個性を長所としてとらえる。	○	欠点を長所に替えて育てよう	31
	4	やり方は任せる。	○	忍術でも　ええで	4
	5	良い点は、早く評価する（誉める）。	○	まず誉めよ	30
	6	メンバーにチャンスを与え、調子に乗せる。	□	チャンスを与えよ　良い部下に	8
				出る杭をのばせ	35
	7	事が起こる前に責任を果たす。	○	責任は事の起こる前に負うもの	46
⟨C⟩ 創造性を発揮する 【能力向上】	1	大きな夢を抱く。	□	若いときの夢はかなえられる	13
	2	夢を叶えるという切迫感をもつ。		────	
	3	異質の協力を行う。	○	異質の協力でチームワーク	25
	4	能力は変えられると考える。	○	能力は変えられる	26
	5	素直に事実にもとづいて考える。	○	すなおに事実にもとづいて	47
	6	枝葉にとらわれずに、重点指向する。	○	つまらぬことにこだわるな	19
	7	執念をもって、打ち込む。	□	虫の知らせが聞こえるまでに	23
⟨P⟩ プロジェクトを達成する 【目標達成】	1	プロジェクトをやると決心する。	□	石橋をたたけば渡れない	1
	2	やり遂げなければならないという切迫感をもつ。		────	
	3	徹底的に調査し、準備する。		────	
	4	ロジックとノンロジック（ハート）を組み合わせる。	○	ロジックとノンロジックの組み合わせ	2
	5	やり方は、知恵を出して自由に決める。	○	目的は絶対、手段は自由	45
	6	思いもよらないことが、起こると考える。	○	思いもよらぬことは起こると思え	27
	7	反省し、災い転じて福とする。	□	苦のあとの成功	28

注）対応度の欄→○：そのまま対応、□：対応している

堀の仕事の3要素」には、共通点があります。その共通要因をまとめたのが表3です。いずれも、管理の基本である"P→D→C→A"のうちの"P→D→C"と対応していると考えられます。

第2章　モチベーションと食品衛生7S

表3　従業員（組織の要員）のモチベーションの共通要因

PDCAサイクル	西堀の仕事の3要素	日産の例[注1]	トヨタの例[注2]
Plan	①考える（創造性）	①ビジョン ②計画	①考える
Do	②働く（活動性）	③参画	②参加する
Check	③喜ばれる（社会性）	④公正な評価	③認められる
Act	──	──	"改善（P→D→C→A）"
	──	──	④責任をもたされる "見える化（目で見る管理）"

注1　日産自動車㈱社長兼CEO（当時）のカルロス・ゴーン氏が「従業員のモチベーションを引き出すもの」として①〜④の4つを示しました（カルロス・ゴーン：『質経営で明日を創り未来を開く－Ｖ字回復を支えた経営システム－』（品質月間テキスト317）、2003年より）。

注2　トヨタ自動車㈱社長（当時）張冨士夫氏が「モチベーションの要素」として、①〜④を挙げ、これらが結果として、製品の品質や生産性向上にも結びつくと指摘しました。これらとは別に、"改善（P→D→C→Aを回す）"と"見える化（目で見る管理）"もモチベーションに関係するとしました（日本経済新聞、2004年8月2日全面広告「働きやすさを創る」より）。

（2）モチベーションを高める食品衛生7Sマネジメントシステム

　食品衛生7Sは、手法というより従業員の意識を変革する活動です。人を動かすにはマネジメントが必要であり、マネジメントシステムとしては、ISO 9001（品質マネジメントシステム）やISO 22000（食品安全マネジメントシステム）はたいへん有効だと思います。また、食品衛生7Sの7つのSを推進する技術や知識も必要です。しかし、それらに加えて、関係者全員の食品衛生に対する姿勢、情熱、向上心などが欠かせません。そのような意味で、関係者の「姿勢、情熱、向上心」、いわば「モチベーション」といえるものを高めるための仕組みが望まれるのです。

　上記（1）項を踏まえた、モチベーションを高める食品衛生7Sマネジメントシステムの概要を表4に示します。

　筆者は、品質マネジメントシステムの専門家ですが、食品衛生（安全）

表4 モチベーションを高める食品衛生7Sマネジメントシステムの概要

項　目	内　容
① わかりやすいビジョンの明示	トップマネジメントは、将来の見通しにもとづいて、組織としての食品衛生7Sに関する必要性を明確にし、組織の人々に対して意識を共有してもらうためのわかりやすいビジョンを明示する必要があります。トップのリーダーシップと率先垂範が大切です。
② 信頼性のある計画の策定	次に、その食品衛生7Sに関するビジョンを達成するために信頼できる計画を立てます。その計画は、目標、手段、実施時期（期限）が明確になっていなければなりません。
③ 従業員の参画意識の植え付け	上記の計画を実施するために必要な、組織の人々それぞれが果たす役割を明示し、それぞれの役割が大きいと認識させることが重要です。
④ 7S活動の実施	上記②③項で計画した食品衛生7S活動（整理・整頓・清掃・洗浄・殺菌・躾・清潔）を確実に実施します。
⑤ 効果の確認と公正な評価の実施	食品衛生7S活動の効果（成果）を確認し、公平な評価を実施し、従業員の食品衛生7Sに関する貢献に報います。食品衛生7Sの成果は企業に利益をもたらすことにもなりますから、場合によっては人事考課の評価項目に入れることが望ましいでしょう。

分野の実務経験はありません。しかし、どちらも組織（会社）としては"トップの関与"と内部コミュニケーションと関連した従業員の"モチベーション"が極めて大切であり、その意味で共通点は多いと考えています。筆者が述べたことが、食品衛生7Sの実践に、少しでも参考になれば望外の幸せです。

第3章

事例のワンポイント解説

㈱角野品質管理研究所　代表取締役　角野　久史

1 食品衛生7Sの広がり

　最近、食品衛生7Sに取り組む食品企業の広がりを感じます。2006年に食品安全ネットワークが食品衛生7Sを提唱して以来5年が経過しましたが、短期間のうちに食品企業や食品関連のコンサルタントなどに認知されてきたと考えています。

　それは、食品衛生7Sが食品を安全に製造する土台だからです。たとえISO 9000やHACCPを認証取得しても、土台である食品衛生7Sが構築されていなければ、有効に働きません。堺共同漬物は、次のように述べています。

　「当社でも、お取引様やコンサルタントの方々のご指導もあり、早くから5S活動には着手しており、その結果ISO 9001の認証取得にまで至りました。たしかに帳票上の管理はできるようになりましたが、記録文書や表示が増えてしまい、工場内が雑然としてきました。このため再度5Sの見直しを検討していたところ、今後はさらに目に見えない微生物を制御することが重要であるとの指導を受け、「洗浄」「殺菌(制菌)」

についても積極的に管理していくために食品衛生 7S 活動の取組みを決意しました。」(事例 7：堺共同漬物)

このように ISO 9000 や HACCP などの仕組みは"家"に相当すると考えられます。家は土台がしっかりしていないとぐらついて、豪雨や強風が来たときに崩壊する恐れがあります。食品製造も同じで、土台である食品衛生 7S をしっかり構築していないと、ISO 9000 や HACCP が有効に働かず、クレームやミスが発生します。クレームやミスの発生の重篤度合いや、起こった後の対応が後手に回れば企業の存続にかかわる事態に発展しかねません。

第 3 回の食品衛生 7S 事例発表会では 7 社が発表しました。導入の契機は 7 社それぞれですが、究極の目的は企業を存続させて、従業員の幸せを守る、トップの想いだと思います。

2 食品衛生 7S 構築のポイント

食品衛生 7S の構築ポイントは、次の 4 点です。
① トップのリーダーシップと率先垂範
② 正社員からパート従業員まで含めた全員参加
③ 決めたことを守る「躾」
④ 成果の共有

それぞれの視点から事例のポイントを解説していきます。

2.1 トップのリーダーシップと率先垂範

食品衛生 7S の導入と構築には、トップのリーダーシップと率先垂範が必須です。事例発表を行ったあるトップは、食品衛生 7S の構築について次のように述べています。

「私は、経営者の第一の責務は自社が反社会的な行為や行動に加担し

ないようにすることだと考えています。さらに、食品企業においてはこれに消費者の食の安全を守るということが大前提であると確信しています。この大前提を抜きにした企業活動は短期的に大きな収益を生むことはあっても、露見すれば企業が破滅に追い込まれ、従業員が失業することは明白です。企業はたとえ細くとも健全に長く存続することが使命です。そのため、食品安全への取組みが必須だと考えています。〈中略〉食品衛生7Sの活動は、衛生管理をしっかりしたものにするための基礎になるということから、企業存続の大きな鍵だと確信するに至り、この活動を強力に推進しようと決意しました。」(事例3：サニーサイド)

　このようなトップの決意がなければ食品衛生7Sの構築はできません。工場長が意を決して食品衛生7Sを導入したとしても、トップが関心を示さなければ、途中で挫折します。なぜなら、トップが経営資源(人・もの・金)を掌握しているからです。食品衛生7Sの取組み当初は、整理・整頓のための時間が必要なために時間外労働が発生し、その手当てを支給しなければなりません。原料や備品などを管理するために棚などを購入することや、また、清掃・洗浄・殺菌するために、掃除道具や洗剤などを購入する費用がかかることがあります。何よりも、トップは人事権をもっています。食品衛生7Sの構築は全員参加です。一人でも指示に従わない者がいると、取組みは進展しません。それどころか頓挫することもあります。一回挫折すると従業員からの信頼はなくなり食品衛生7Sの再構築はたいへん難しいものとなります。会社の方針としてトップが食品衛生7Sの取組みを提起しているのですから、指示に従わない者に対しては降格や減給などの処分を行うことも必要です。

　食品衛生7Sに取り組んでいるときのトップの心構えについて、キング製菓は次のように述べています。

　「• リーダーたちに不要な圧力をかけない。
　　• 答えはすぐに出さず、考えさせる。

- 悩んだときは助け船を出す。
- 良い提案であれば、コストを(今までよりは)かける。
- 心の中で「会社を良くしてくれている」と常に考え、感謝を忘れない。」(事例1：キング製菓)

　このようなトップの決意と心構えがあれば、食品衛生7Sを維持・発展し、安全でおいしい製品ができて、顧客に安心してもらえるようになります。ひいては、企業が存続して従業員の幸せを守ることができます。

2.2　正社員からパート従業員まで含めた全員参加

　トップによる食品衛生7Sの取組み方針が決まり、食品衛生7S活動を始めるには、全員参加の仕組みづくりが必要です。そのため、食品衛生7S委員会(推進体制)を結成することが最初の仕事となります。

　全従業員が毎回集まって進捗状況を把握できれば、それが一番良いのですが、製造をしている関係上、いったん製造を止めて全員が集まれる企業はそう多くないと思われます。そのため、それぞれの工程や部局からの代表が参加して食品衛生7S委員会を構成することが一般的です。

　委員会の構成は、企業の規模にもよりますが、委員長は社長が務めます。社長が毎回参加できない状況のところは、担当役員が委員長代理を務めます。工場単位で取り組む場合は、工場長が委員長代理を務めることもあります。委員は製造部だけではなく開発部、営業部、管理部、物流部などすべての部局から選出します。食品衛生7Sの構築をより確実に進めるには、部局ごとに委員会をつくることをお勧めします。

　食品衛生7Sの導入は、現場の現状を把握して問題点を指摘して改善案を提示することができる人材がいるか否かで進捗が違ってきます。もし、企業内に人材がいなければ、アドバイザーとして外部の専門家(コンサルタント)を招聘することも有効です。中島大祥堂は次のように述べています。

第3章　事例のワンポイント解説

「食品衛生7Sの推進体制は、社長をトップとしました。その下に7S事務局を置き、社外アドバイザーの助言と指導を仰ぎながら各工場においてチームをつくりました。本社工場では、間接部門も含め、計16チーム、丹波工場では8チームを編成しました。7S事務局は品質管理課が担当し、委員会は各工場で月に1回開催しています。」(事例6：中島大祥堂)

委員は各部局から指名して行うことが一般的ですが、堺共同漬物のようなやり方もあります。

「まず初めに協力者づくりから再スタートしました。一般的に推進チームなどメンバーを決めて役割分担を行い、いつまでに誰がどうする、と決めていくと思います。しかし「皆で」「チームで」などの掛け声は中小企業の限りある人材のなかでは、オーバーワークや「何で私だけが……」「ほかにも人はいるでしょう」などの否定的な意見が出がちです。そこで、一番理解してくれている従業員に協力を依頼し、社長をはじめとして、現場からは工場長と現場責任者の2名、また事務局として品質管理2名で、コンサルタントの方々の指導の下で活動を進めました。」(事例7：堺共同漬物)

委員会ができたら、いよいよ取組み開始ですが、その前に必ずやらなければならないのが「食品衛生7Sキックオフ大会」です。さわやかは、次のように述べています。

「2009年4月に「7Sキックオフ大会」を開催し、全社に向けての取組み事項を宣言して、新たな気持ちでスタートを切って食品衛生7Sの活動に全員で取り組んできました。」(事例2：さわやか)

このように従業員全員が参加して行わなければなりません。それを行わなければ、多くの従業員が「会社は、何かの取組みを始めたみたいだ」としか思わず、委員会だけの取組みになってしまい、結局のところ全員参加になりません。一度に全員を集めて「キックオフ大会」をできなけ

れば、2回、3回と分けてでも全員参加を目指して行うことが重要です。

キックオフ大会のプログラムで必須なのは、次の3つです。

① トップによる食品衛生7S取組みの宣言
② 食品衛生7Sの定義と進め方の説明（事務局またはコンサルタント）
③ 食品衛生7S委員の紹介と各委員の抱負

委員会ができて、キックオフ大会が完了したら、いよいよ取組み開始です。

食品衛生7S委員会は原則月1回の開催です。備後漬物では次のように食品衛生7Sの構築をPDCAサイクルで進めています。

「食品衛生7S活動として、月に一度、コンサルタントが当工場に来て、常務、工場長、製造社員、品質管理部のスタッフと一緒に工場内を巡回して改善箇所の写真を撮り、改善箇所の指摘内容の説明をコンサルタントが行います。その指摘事項に沿って、翌月の食品衛生7S委員会までに改善を行い、各担当者が改善内容を報告してコンサルタントがアドバイスをします。食品衛生7S委員会以外では、製造社員が全員参加する製造会議、各ラインの現場作業員が全員参加するライン会議を行い、食品衛生7Sの内容、その他製造時に気づいた内容などを報告して話し合いを行っております。」（事例4：備後漬物）

一方、既にPDCAサイクルで食品衛生7Sを構築しているさわやかは、次のように述べています。

「最初に、現状の問題点や以前の「7Sパトロール」の指摘事項などを、部内会議で検討・設定するところから入っていきます。まず「P（Plan：計画）」では、担当者・対応策・期限を決定して、これを検証します。次に「D（Do：実施・実行）」は、対応策の進捗状況を、毎週1回の部内会議のなかで報告します。そして「C（Check：点検・評価）」に、7Sパトロールを導入し、これで実際の現場検証を2カ月に1回行って確認し

ます。また「A(Act：処置・改善)」では、改善結果をそれぞれ検証して、良否を判断します。ここで改善された場合はそのまま継続しますが、うまくいかない場合は、再びその問題をPDCAのサイクルに戻し、原因を追求した後にもう一度「P(Plan：計画)」として設定するという具合に、継続的に確実な改善活動を進めました。」(事例2：さわやか)

　もう一つ全員参加で忘れてならないのは、海外から来た従業員の参加です。

　食品企業で働く従業員は、日本語がわかる人たちだけではありません。海外の研修生や従業員も働いています。その人たちも参加しなければ、食品衛生7Sを構築できません。海外出身の従業員に食品衛生7Sを理解して取り組んでもらうために、丸福食品では次のように取り組んだと述べています。

　「中国や南米出身の従業員のなかには、日本語を十分に理解できない人もいます。言葉の壁を越えて、同じ意識をもって工場内の衛生ルールを遵守した作業ができるようにすることに苦労しています。そこで、作業に従事する外国人の従業員にもルールを守ってもらうように、各国語に翻訳したルールやマニュアルを掲示しました。まず、品質管理課で翻訳ソフトを使用して翻訳します。その後、作成したものを日本語がわかる外国人の従業員に内容を確認してもらい、問題がなければ使用するようにしました。おかげで、外国人の従業員も正しくルールを理解することができ、現場のルールが守られるようになりました。」(事例5：丸福食品)

2.3　決めたことを守る「躾」

　食品衛生7S構築の要は「躾」です。躾とは「整理・整頓・清掃・洗浄・殺菌」におけるマニュアルやルールを守ることで、決めたことを守ることです。食中毒や異物混入、表示ミスなどの原因を調べると、決め

たことを守っていないことが数多くあります。例えば、次のような事例があります。

「ゆでうどんにボルトが混入していました。異物はゆで工程の機械ボルトと一致したので原因は工場にあることが判明しました。原因は、金属探知機で除去されることがこれまでなかったので、金属探知機で探知したときに入れるBOXを取り外していたために、弾かれて落ちた製品を拾い正常品に入れたために起こったのです。」

これは金探除去BOXを決められた場所に置いていれば発生しなかった事例です。この場合、弾かれて落ちた製品を拾って正常品に入れた従業員を怒ってもだめです。金探除去BOXを取り外したことについて、「なぜ金探除去BOXを設置しておかなければならないのか。取り外したらどうなるのか」を教えることが重要です。

躾には以下のとおり3つの原則があります。

① **知っていてルールを守らない場合は、厳しく叱る。**

ルールを守っていないときに怒ってはいけません。叱るのです。叱るとは、なぜ決められたことを守らなければいけないのか、守らなければどうなるのかを教えることです。キング製菓は次のように述べています。

「躾に関しては頭ごなしに「やれ！」というのではなく、「ルールを忘れないように」や「なぜルールを守らないといけないのか」などを重視して教育しました。特に、定着するまでは手順やルールを定期的に朝礼で確認し、わからない者へはリーダーが理解するまで説明しました。また、手順やルールは目立つようにカラー印刷したものを、適切な場所に掲示しました。そうすることで、手順やルールを忘れたとしても、いつでも手順やルールを確認することができるようになりました。その効果もあり、今では誰もがルールを守ることができるようになりました。」
（事例1：キング製菓）

② **知っているが守れない、もしくは守りにくいルールを見直し、改訂**

する。

　守れないルールや守りにくいルールを見直し、改訂しなければなりません。無理して守っても、ムダが生じてミスを犯すことになりかねません。これは改善です。事例会社は次のように述べています。

　「工場内の工具類は、工具箱の中にしまうというルールしかありませんでした。なかには、一度しか使ったことがない工具も一緒に入っていたので、必要な工具がどこにあるかわかりにくく、すぐ出すことができない状態でした。そこで、必要な工具のみを壁にかけ、表示をつけて定位置管理する方法に変更しました。こうすることで工具を使いたいときにすぐ探し出すことができ、また使用後は必ず元の位置に戻すことができるようになりました。壁にかけることでどの工具が使用中なのか一目でわかるようになりました。」(事例2：さわやか)

　「全作業員が参加し、月に1回実施するライン別ミーティングで、現場作業員からの改善依頼などについての意見や質問についても話し合います。ミーティングを行うことによって、ライン責任者が気づかなかった問題点を発見することがあり、作業環境の改善につながっています。」(事例4：備後漬物)

③　知らない場合は納得するまで教える。

　企業において従業員の入替りはつきもので、必ず新人が入ってきます。会社のルールや配属された部局のルールをていねいに教えなければミスを起こします。丸福食品では、次のように指導していると述べています。

　「新しく採用された人が初めて現場で作業するときには、一から教えなければなりません。教育にはわかりやすいマニュアルを作成し、作業中でも大切なことがすぐにわかるように現場の壁に表示したり、教育係を決めてマンツーマンで指導できるようにして、早くルールを覚えられるようにしました。」(事例5：丸福食品)

　躾は人事考課との連動が必要です。何度言っても、注意しても、決め

たことを守らない従業員は、減給や降格などの処分が必要です。逆に問題点やムダを発見してルールを改善し、決めたことを守っている従業員を評価して昇給させたり、役職者に登用すべきです。事例の会社では次のように述べています。

「躾の教育は難しく、新しく入った人より長くいる人のほうが教えづらいとか、厳しく叱って強制的にやらせても、なかなか定着しないということがよくあります。このような場合、「教育して公正な評価をする」と自然に従業員のモチベーションが上がり、競って覚えていくようになるため、教育と評価を繰り返していくことで、マナー(躾)とルールが確実に定着していきます。」(事例2:さわやか)

「食品衛生7S活動の核となる社員・パート従業員を発掘する」と述べているのはサニーサイドです。

「ふだんの仕事では気づかなかったのですが、従業員のなかには整理・整頓が上手な人、表示をつけるのが上手な人、記録をつけるのが上手な人、あるいは棚などの工作が上手な人など、さまざまな才能の持ち主がいるものです。そのなかからリーダーになれる社員やパート従業員を活動の核に抜擢することで、改善が加速度的に進んで行きました。ちなみに当社では衛生管理7S活動で活躍した社員を新しい工場長に抜擢しました。」(事例3:サニーサイド)

2.4　成果の共有

食品衛生7Sを構築しPDCAサイクルで維持、発展させていけば、次第に成果が出てきます。

第一の成果は、人づくりです。

「指摘事項だけを改善するのではなく、自分たちが日常作業をしているなかで整理・整頓できていない場所や汚れている場所を見つけ、積極的に改善を進めていくことが大切です。」(事例6:中島大祥堂)

「無意識のうちに従業員の意識変化が起こり、社員や従業員が考えて仕事をするようになってムダを発見し改善するようになりました。仕事のミスが減ってきましたので、人材が育ってきたことを強く感じます。」（事例5：丸福食品）

　第二の成果は、異物混入などクレームの減少です。

「従業員が自主的にクレーム対策を始めてから、毛髪混入のクレーム件数は、徐々に減少しました。取組み前のような「やらされている」のではなく、自分たちで目的をもって取り組んでいるという「団結力や責任感」が、クレーム件数減少の大きな要因だと感じました。」（事例1：キング製菓）

「食品衛生7Sの効果として、運用が進むにつれて工場全体が清潔な作業環境に変化してきました。また、作業効率が向上し、施設設備、器具備品が衛生的になったことにより異味異臭、膨張のクレームが減少してきました。従事者の意識に関しても洗浄、殺菌の必要性が理解され、一つひとつの作業が確実に実施されることにより、製品全体の初発菌数が下がり、品質が向上しました。クレーム総数も前年度に比べて大きく削減されました。」（事例7：堺共同漬物）

　第三の効果は、経営に貢献することです。

「食品衛生7S活動の目標の一つに「お客様に誉めてもらえる現場づくり」という課題を掲げましたが、次の目標は「工場見学を通じて新規顧客の獲得」にしようと考えています。」（事例3：サニーサイド）

「食品衛生7Sに取り組んだ結果、問題点を早期改善できるようになり、全体のマネジメントがスムーズになってきました。食品衛生7Sを進めていくうちに「当たり前のことが当たり前にできる」ようになったため、全体の管理（マネジメント）がやりやすくなったのです。このため、人時生産性が前年比104.2％と、わずかですが向上しました。」（事例2：さわやか）

第Ⅰ部 解説編

「作業環境が改善されたことにより作業自体に活気があふれ作業効率も改善されてきています。食品衛生7Sは、まだ導入していない企業の方々に是非ともお勧めしたい手法です。」(事例4：備後漬物)

本書を手にとって読んでいただいている皆さま、食品衛生7Sを実践すれば問題点やムダが改善され、結果として利益が増えます。企業の存続につながり従業員の幸せを守れます。ぜひ、食品衛生7Sに挑戦してください。

第Ⅱ部

事例編

事例1
キング製菓における食品衛生7Sの取組み

キング製菓㈱　菰田　久人

1 会社概要

　当社は1946年に菓子製造業として設立した製菓メーカーです（**写真1**）。主にクッキーやビスケットなどの焼き菓子を製造し、自社ブランド以外にも各社のOEMを手がけています。本社・工場は、名古屋市のほぼ北に位置する小牧市にあり、近くには米大リーグで活躍しているイチロー選手の実家があります。本社・工場は水田や畑、そして住宅に囲まれた

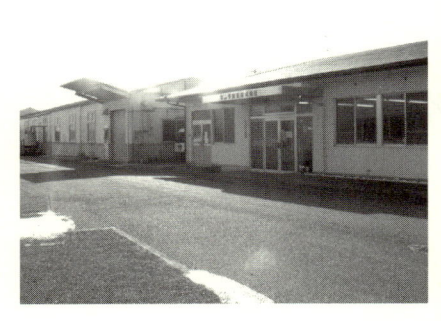

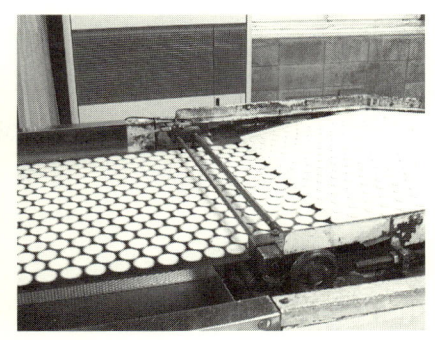

写真1　本社・工場の外観（左）、製造の様子（右）

のどかな環境にあります。現在、社員・パート従業員の31名で製造を行っています。

　当社が食品衛生7Sに積極的に取り組むようになったのは、2007年の秋頃からで、まだ数年の活動です。製菓メーカーとして食品衛生7Sに取り組まなくてはならないことは重々承知していたのですが、体制上の問題もあって、積極的に取り組むことができなかったのです。月数回ある取引先の査察や工場監査では、各種の指摘事項があり、その改善・対応内容の多くは、その場限り、すなわち回答書が提出できれば良しとするものでした。しかし、ここ3年、食品衛生7Sに真剣に取り組んだところ、最近の査察では常に高い評価をいただくようになりました。どのような取組みをしたか気になる方々も多いと思います。そこで、当社が食品衛生7Sに取り組み始めたきっかけから、現在に至るまでを紹介します。ちなみに私は会社経営者という立場にありますので、食品衛生7Sの取組みにおける「経営者の立場としての苦悩」も感じていただけると幸いです。

2 食品衛生7S導入の契機

　経験された方はわかると思いますが、各種査察やクレーム対応は、精神的にも肉体的にも、さらに時間的にも非常にハードです。当社では人数の関係上、査察やクレームの対応はすべてほぼ私一人が対応していました。「今回は何を言われるのだろう」「どんなことを聞かれるのだろう」「合格点をもらえるだろうか」「清掃はしたが十分だっただろうか」など、毎回精神的な余裕がなく、特に査察の前夜は安心して眠ることができませんでした。

　あるとき、査察関係の書類を数件分並べて眺めていたとき、はっと「どの査察の指摘事項もほぼ同じ内容じゃないか」と気づきました。「そ

事例1　キング製菓における食品衛生7Sの取組み

の重複した指摘事項を優先的に改善すれば、どの査察に対しても平均点はとれるのではないか？」と考えました。そのようなことを考えながら第三者の視点で製造場内をじっと見てみると、雑然としており「衛生的ではない」と感じました。率先して問題箇所を改善する従業員はなく、尋ねてみても「会社に入ってからこの状態だったので……」と、そのままの状態に慣れきっていました。経営者として従業員への教育不足を感じました。特に、食品工場の従業員であるという意識不足は深刻でした。掃除道具があちらこちらに放置された状態を見るうちに、当社を隅々まで点検してどのような状況かを把握している防虫業者から再三「整理・整頓が不足しています！」と言われていたことを思い出しました（**写真2**）。

　そのとき「そうだ、従業員を育てるためにも皆で食品衛生7Sを真剣に取り組もう」と、頭に浮かびました。これが取り組んだ契機というと美談かもしれませんが、同時に「自分だけが動くことに疲れたので、少しでも従業員が取り組んでくれたら助かる」という欲も少しあったのです。

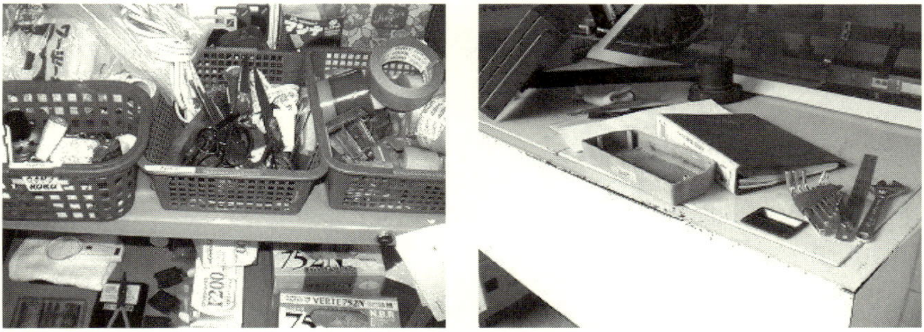

写真2　取組み前の様子

第Ⅱ部　事例編

3　食品衛生7Sの推進体制

（1）第1次リーダー会の設立

　ルールをつくってもそれを守る従業員の意識や理解が低いとうまくいきません。従業員への教育が必要となります。そこでまず現場従業員の指導・まとめ役である各部門のリーダーを育成することから着手しました。リーダーが育てば、自分がやっている現場での対応を任せることができるからです。各部門のリーダーたちの意識や知識の統一を図るため、「リーダー会」を設立することを考えました。

　リーダー会の第1次メンバーとして、各部門のリーダー4名、工場長1名、マネージャー1名を決定しました。しかし、現場従業員には、リーダー会をとりまとめる力や、衛生・防虫の知識が不足していました。そこで、契約している防虫業者にリーダー会の指導役としてメンバーに加わってもらいました。

　メンバーの決定後、次の4つのことに取り組みました。

①　査察で指摘を受けた箇所の内容確認
②　7Sのうち整理と整頓
③　各種ルールづくり
④　リーダーとしての教育（防虫、衛生、心構えなど）

（2）経営者としての心構え

　最終的にはリーダーたち自らが会を運営していけるように、私は敢えて積極的には発言しないことを心に決めました。また、経営者でもあるため、次の心構えを念頭にリーダーたちに不要なプレッシャーを与えないようにも配慮しました。

- リーダーたちに不要な圧力をかけない。
- 答えはすぐに出さず、考えさせる。

- 悩んだときは助け船を出す。
- 良い提案であれば、コストを（今までよりは）かける。
- 心の中で「会社を良くしてくれている」と常に考え、感謝を忘れない。

（3）リーダー会の機能停止

　食品衛生7Sの取組みは決して順調にはいきませんでした。対応不足箇所の対応策を考えているときや、各種ルールを選定しているときなどに、工場長が「過去の経験」を徐々に主張し始めたのです。指導役の防虫業者とも衝突を繰り返した挙げ句、リーダー会の活動が途中からほぼ停止した状態になってしまいました。

　リーダー会の停止状態が約半年続いた頃、工場長が一身上の都合で退職しました。それを契機に、リーダー会を再開しました。第2次リーダー会（各部門のリーダー5名、マネージャー1名、防虫業者2名）では、次の3つに目的を絞って取り組み始めました。

　① 7Sのうち整理と整頓
　② 各種ルールづくり
　③ リーダーとしての教育（防虫、衛生、心構えなど）

　その後は、人間関係の軋轢もなく、順調に改善が進みました。

（4）第2次リーダー会

　第2次リーダー会では、まず食品衛生7Sの基本である整理に取り組みました。リーダーたちに必要なものと不要なもの分け方を教え、工場にあるもの（備品類、長期保管品など）の仕分けをしてもらいました。リーダーたちでは判断できないものに関しては、私が確認して仕分けをしました。整理する以前は工場の一角が物置のような状態でしたが、整理をした後は不要物がなくなり、工場内がすっきりしました。ただし、こ

の時点では必要な資材は「ただ置いてあるだけ」の状態でした。また、製造で使用する「抜き型」は床に直置きに近く、衛生的な管理方法ではありませんでした。

そこで次に整頓に着手しました。整頓することで「ものの置き場所」や「置き方」が決まるので、同時にルールをつくりました。

（5）第3次リーダー会

設立から3年目のリーダー会（第3次メンバー：各部門のリーダー5名、マネージャー1名、防虫業者2名）では、さらにステップアップし、次の2つを重点的に取り組みました。

① 7Sのうち清掃と躾
② 防虫・衛生パトロールの実施（写真3）

パトロールを取り入れた目的は、「決めたルール自体に問題はないか」「ルールは守られているか」「改善不足箇所はないか」などを皆で確認することで、"気づく力"を養うためでした。

第1次、第2次で取り組み、改善した内容に関しては、定期的に内容確認と検証を行い、改善が必要であれば再度対応しました。

また、清掃については、機械ごとの清掃手順が明確になっていなかっ

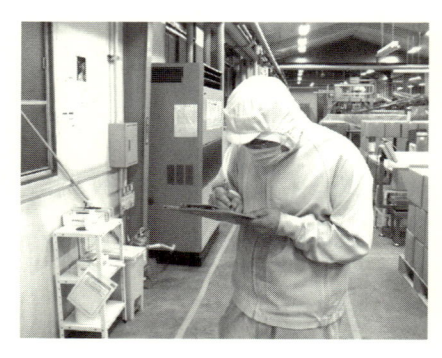

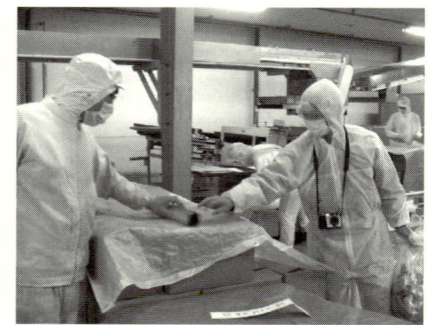

写真3　パトロールの様子

たため、現状で行っている清掃方法に注意点を加えた手順書を作成し、誰が清掃を行っても平均点がとれるようにしました。さらに、作成した手順書にもとづいて、リーダーたちに各部署の従業員を教育してもらいました。

4 改善事例

第2次・第3次のリーダー会での具体的な改善事例を紹介します。

(1) 器具類の管理

製造に使用するスクレッパーなどの器具類の保管場所が決まっていませんでした。そこで、専用の保管場所を設け、置場に器具名を表示しました（写真4）。保管場所を明確にした効果もあり、指定場所以外での保管はなくなりました。

(2) 掃除道具の管理

保管場所が決められてなく、ばらばらであった掃除道具も、掃除道具入れに所定の本数を保管することにしました。また、清掃しやすくする

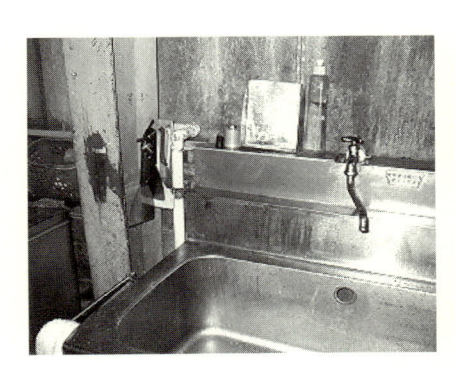

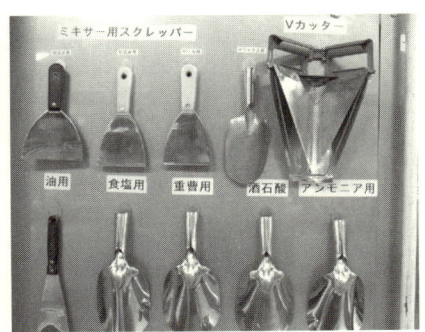

写真4　器具類の保管の改善前（左）、改善後（右）

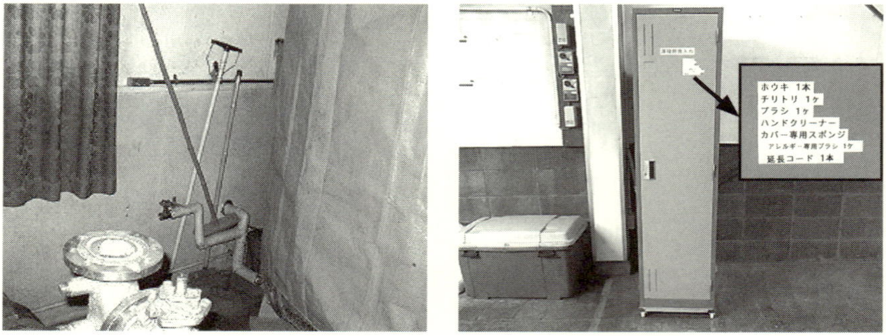

写真5　掃除道具の保管の改善前（左）、改善後（右）

ため、掃除道具入れにはキャスターを取り付けました（写真5）。保管場所が明確になったこともあり、掃除道具を探す時間がなくなりました。

（3）衛生資材の管理

　場内には各部署に衛生資材（マスク、手袋、粘着ローラーなど）置き場を設けていましたが、使われていない状態でした。棚に保管品名を表示して管理することにしました（写真6）。その後、棚へ保管品以外のものが置かれることはなくなりました。

（4）筆記用具の管理

　場内では筆記用具が各所に置かれている状態にあり、本数管理が難しい状態でした。そこで、筆記用具は1人が使用する必要な本数をケースに入れて管理することにしました（写真7）。また、ケースは現場事務所内で保管することにし、朝礼後に必要な人だけケースを持ち出し、作業終了時に現場事務所に返却するというルールをつくりました。

（5）掃除道具の清掃頻度

　掃除機の吸引されたゴミは毎日廃棄していましたが、吸い込みノズル

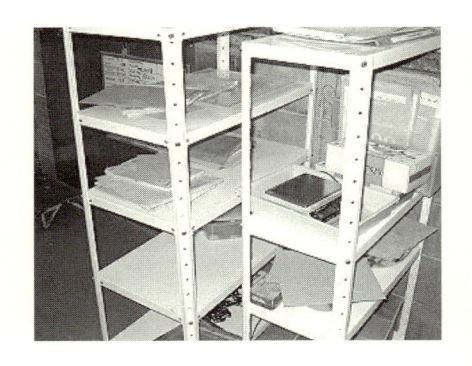

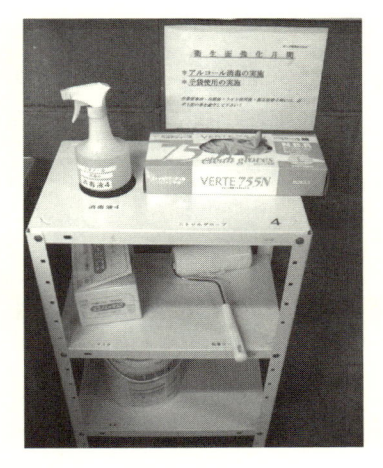

事例1　キング製菓における食品衛生7Sの取組み

写真6　衛生資材の保管の改善前（左）、改善後（右）

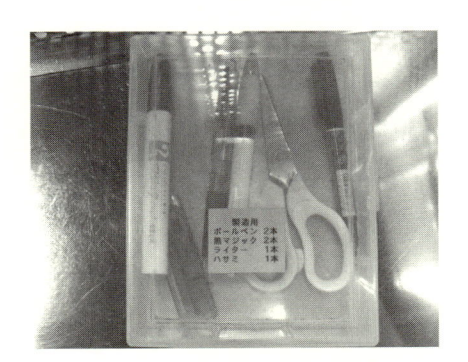

写真7　ケースで保管された筆記用具（改善後）

の清掃はされてなく、ノズル内部に残渣が付着していました。虫やカビが発生しやすく、清潔な状態ではありませんでした。そこで、ノズル内の清掃ルールを決めました（写真8）。

5　食品衛生7Sの運用効果

　第3次リーダー会の開始から約2カ月経ったときに工場内にふらりと

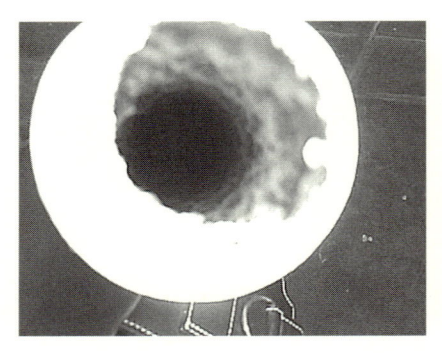

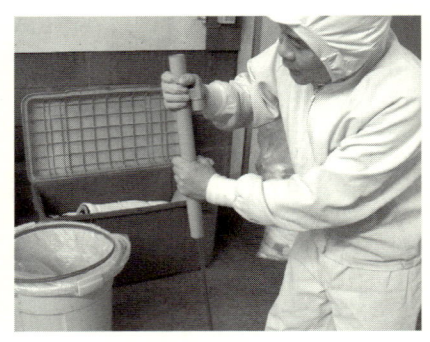

写真8　ノズル内部に付着した残渣(左)、ノズルの定期清掃(右)

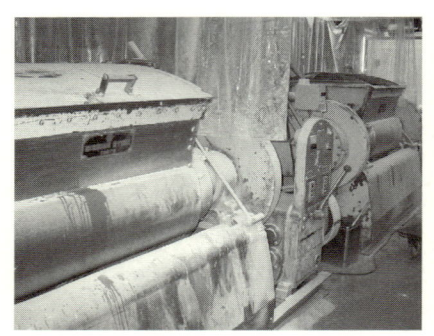

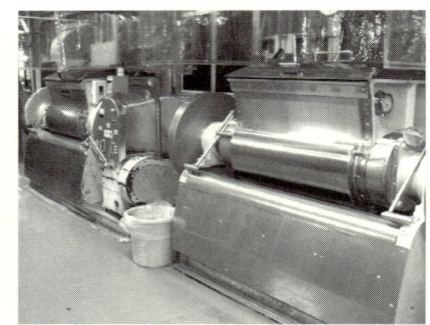

写真9　ミキサーの改善前(左)、改善後(右)

立ち入ったところ、いつも小麦粉を被って真っ白だったミキサーが、銀色に輝いていたのを目にしたときはとても感動しました(写真9)。

(1) 躾の効果

躾に関しては頭ごなしに「やれ!」というのではなく、「ルールを忘れないように」や「なぜルールを守らないといけないのか」などを重視して教育しました。特に、定着するまでは手順やルールを定期的に朝礼で確認し、わからない者へはリーダーが理解するまで説明しました。また、手順やルールは目立つようにカラー印刷したものを、適切な場所

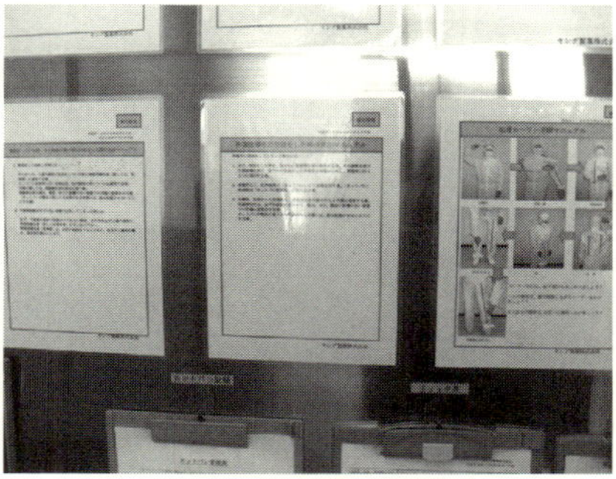

事例1　キング製菓における食品衛生7Sの取組み

写真10　入場前室の掲示物

に掲示しました(**写真10**)。そうすることで、手順やルールを忘れたとしても、いつでも手順やルールを確認することができるようになりました。その効果もあり、今では誰もがルールを守ることができるようになりました。

　食品衛生7Sでは、整理・整頓・清掃を躾で守った状態が清潔につながります。リーダー会を設立して4年目に入る頃には、いつ工場に入場しても製造場は綺麗な状態を維持できる環境になりました。具体的には、水が飛び散りやすい手洗い場の周囲に汚れがなくなったり(**写真11**)、製造場内の床面では落下した原料の堆積が見られなくなりました(**写真12**)。さらに、製造手順には記載していない場所であっても、自主的に清掃する従業員が出てきました(**写真13**)。

（2）従業員の自主的な取組み（クレーム対策）

　リーダー会は、当初の目的としていた食品衛生7Sだけでなく、クレームに対する改善を自主的に行うまでに成長しました。最初に改善を図ったクレームは、件数が多く、かつ対策が個人の取組みになりがちな「毛髪対策」を取り上げました。

　取組み前の服装では、帽子と顔の間に隙間が空いており、またインナ

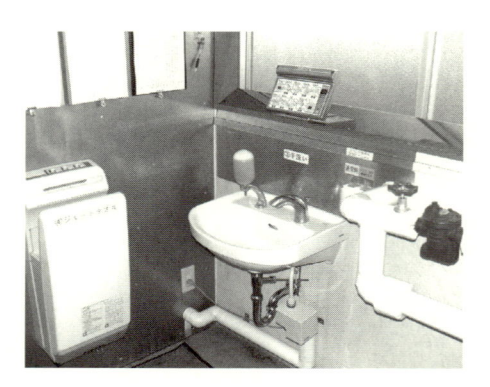

写真 11　汚れのない手洗い場

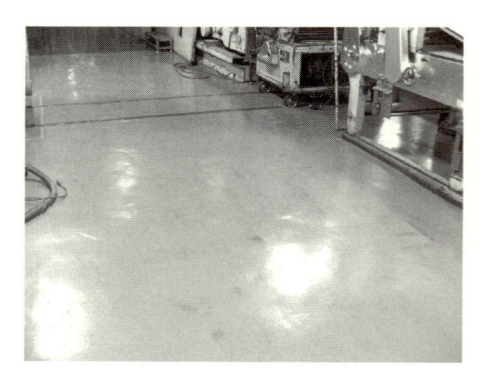

写真 12　原料落下のない床

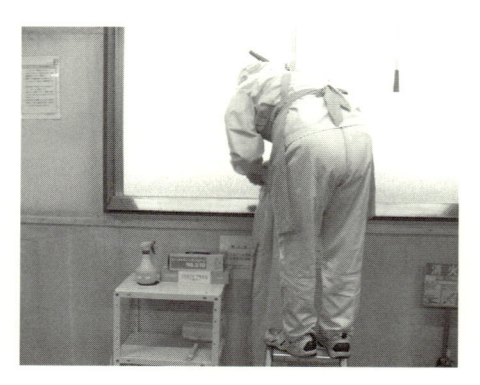

写真 13　自主的な清掃（窓枠）

事例1　キング製菓における食品衛生7Sの取組み

ーキャップも小さく、もみあげが出てしまうという問題点が挙げられました。その問題を解決するため、帽子を顔にフィットするものにして、インナーキャップを幅の広いものに変更しました（**写真14**）。

また、各部署で毛髪が混入する恐れのある場所やその作業を書き出してもらい、それぞれの作業内容の見直しを行いました（**写真15**）。

入場時の毛髪除去対策として粘着ローラーがけを行っていましたが、新たに「出勤時のブラッシング」と、会社・自宅との作業服の運搬用に「専用袋（持ち帰り用、持参用）」を用意しました（**写真16**）。

入場のときや作業中に「毛髪の混入防止」や「衛生管理」を思い出せるよう、印象に残りやすい表示を作成しました（**写真17**）。

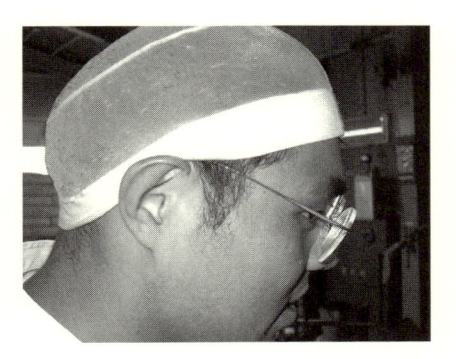

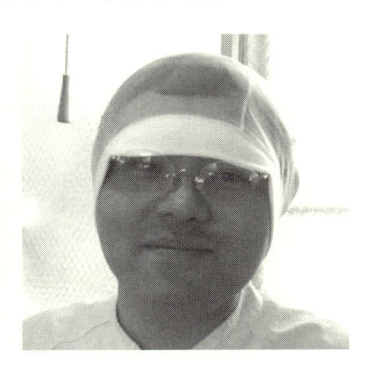

写真14　毛髪混入対策の改善前（左）、改善後（右）

写真15　書き出した問題点の対策（一部）

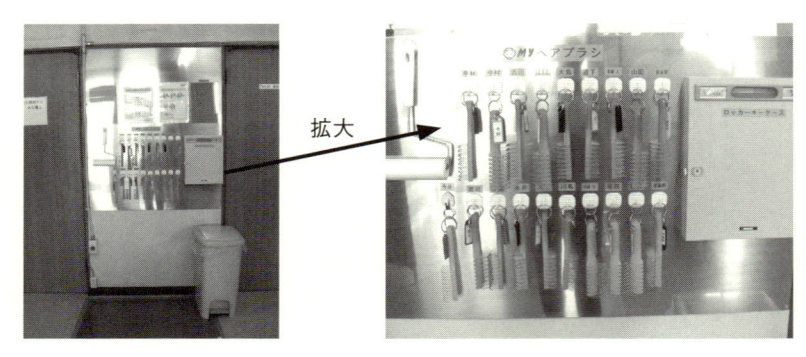

写真16　更衣前のブラッシング

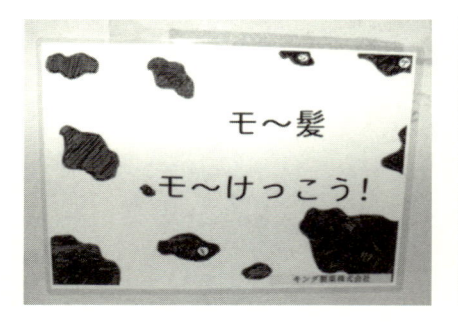

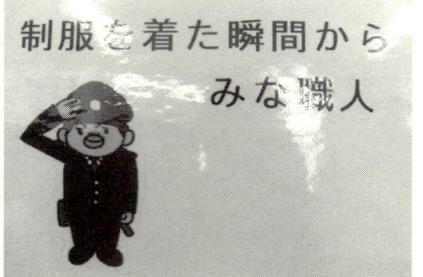

写真17　従業員から募集した表示

　従業員が自主的にクレーム対策を始めてから、毛髪混入のクレーム件数は、徐々に減少しました。取組み前のような「やらされている」のではなく、自分たちで目的をもって取り組んでいるという「団結力や責任感」が、クレーム件数減少の大きな要因だと感じました。

（3）ハード的な改善

　ハード的な改善でも、コストのかかる大がかりな工事となると、従業員の自主的な改善では対応できません。査察のたびに「前室がない」と指摘されているものの、コストの面で前室工事を思いとどまっていましたが、従業員が自主的に取り組む姿に後押しされて、前室を2箇所設

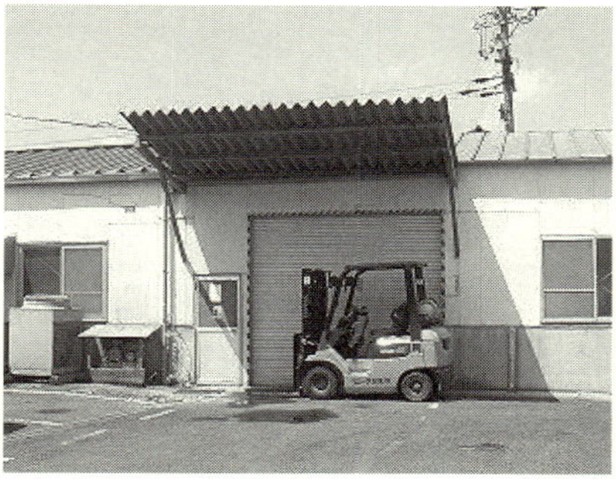

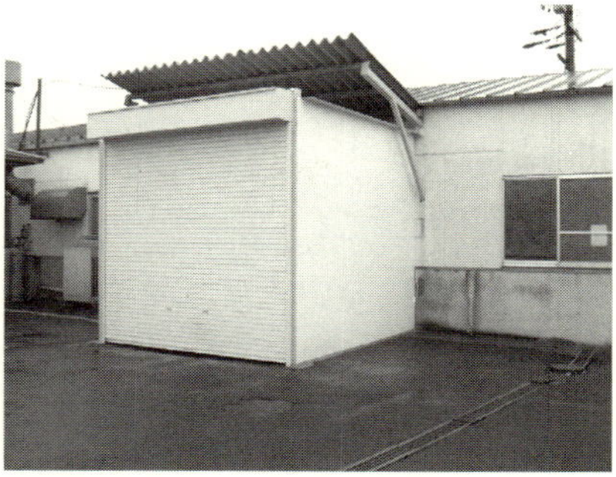

事例1　キング製菓における食品衛生7Sの取組み

写真18　倉庫に前室を設置（左：設置前、右：設置後）

けました（写真18）。

6 食品衛生7Sのポイント

　食品衛生7Sに取り組むきっかけは、査察対策に疲れ、リーダーを中心に少しでも何とかしてもらおうと考えたことにあります。防虫業者の協力を得ながら、リーダー会の設立や各種取組みを始めました。そのなかで一番苦労したことは、従業員教育であり、なかでも従業員をやる気にさせることでした。リーダーを含む全従業員の性格を分析し、その人に合った言い方や方法で「アメ」と「ムチ」を使い分けました。また、なかなか人とコミュニケーションをとらない従業員には、タイミングを見計らって話しかけ、その人の言葉をよく聴き、何を考えているのかを確かめました。すると、無口であっても心の中では作業改善に関して深く考えている従業員がいることを知り、驚きました。また、経営者という立場もあって、あまり表には出ないようにしましたが、うまくまとめられるように、マネージャーを女房役にして従業員の声や従業員間の摩擦を一つひとつ解決してきました。

第Ⅱ部　事例編

7 おわりに

　リーダー会を中心に、現在も改善への取組みが続いています。

　「何でこんなことまで……」と正直思ったことが何度もあります。しかし、取り組み始めて3年目頃からリーダーたちを中心に、自主的な改善がちらほら見られるようになりました。査察で指摘された事項についても、リーダーたちが「こうしたら良いのではないか？」など、積極的に意見を出すようになり、それに気づいたときは本当に苦労が報われたように感じました。改善が進み、査察でもランク外や要改善と判定されることはなくなり、気がつけば高得点が得られるようになったのです。

　経営者の方々であればご承知のことだと思いますが、従業員教育は、早く結果を求めたくとも自分の子供に教育していると思ってぐっとこらえ、ある程度の根気と期間が必要です。ですから、再び取組み1年目には絶対戻りたくないというのが正直な気持ちです。

　今後もリーダー会の取組みは続くのですが、外部の勉強会や交流会にリーダーたちを参加させ、刺激を受けさせるなどして、工場という狭く限られた環境・人間関係だけではなく、広い視野や考え方を身につけさせたいと考えています。

　最後に、リーダー会の指導をしていただいた㈱フジ環境サービスの皆さまにお礼申し上げます。

事例2

さわやかにおける
食品衛生 7S の取組み

さわやか㈱　工場長　**鈴木　俊博**
高橋　立佳

1 会社概要

　当社は、1976 年に創業し、牛肉 100％・炭焼きハンバーグを主力商品として、静岡県で「炭焼きレストランさわやか」を 27 店舗チェーン展開している地域一番店です（**写真 1**）。従業員数、約千名でレストランチェーンを運営しています。

　当社の看板商品「げんこつハンバーグ」（**写真 2**）と「おにぎりハンバー

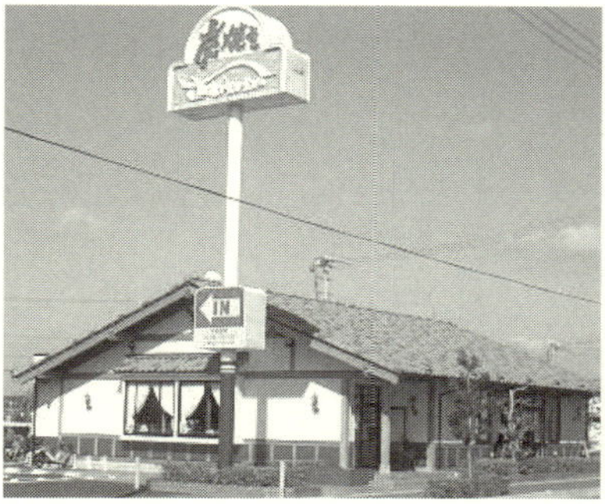

写真 1　炭焼きレストランさわやか 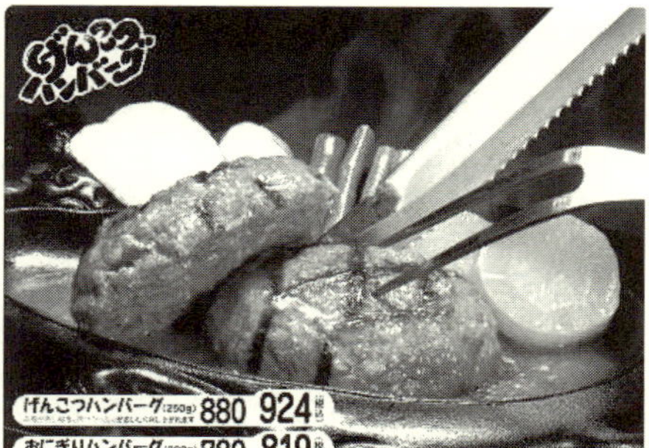　　　　写真 2　げんこつハンバーグ

065

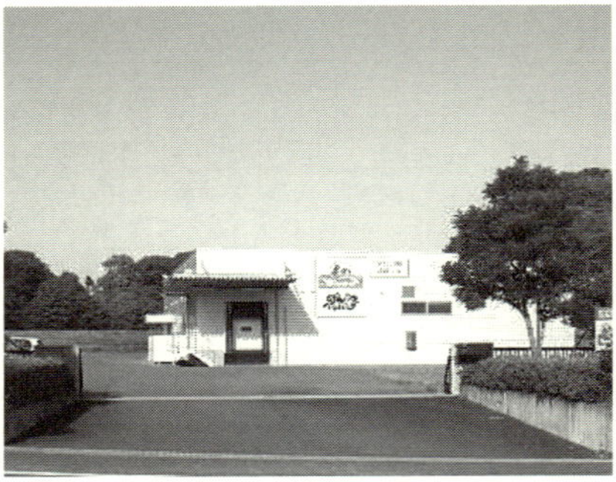

写真3　さわやか本社工場 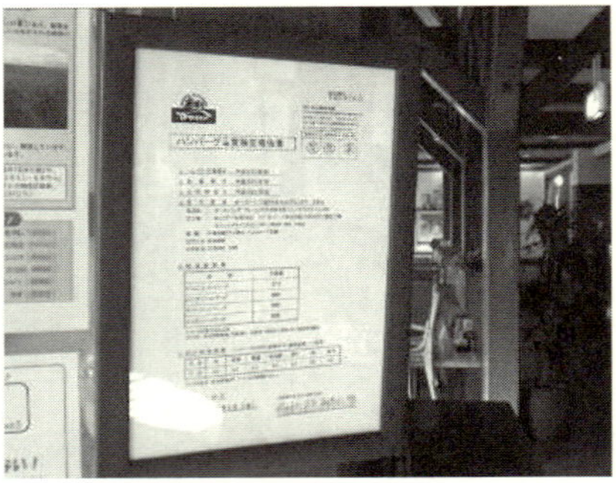　　　　写真4　品質検査報告書

グ」は、父母の愛情を丸く大きな形で表現し、産地から自社加工場、そして店舗までの「安全・健康・元気の出るおいしさ」が、お客様に見える商品です。この2品の注文率は60％を超え、お客様からの圧倒的な支持をいただいています。

「げんこつ・おにぎりハンバーグ」は、基準温度350℃の炭火で表面を甘く香ばしく焼き、熱い鉄板で提供します。お客様のテーブルで半分に切ったときに「中身が少し赤い程度」に焼き上げ、熱々でジューシー、「野趣豊か・肉汁たっぷりのハンバーグ」を召し上がっていただきます。

このハンバーグは、自社工場で毎日「製造」、そして毎日の「試食検査」「菌検査」で、安全性を確認したうえで出荷します（**写真3**）。その結果は「品質検査報告書」で、お客様に公開しており、全店の入り口に掲示しています（**写真4**）。これも毎日更新し、トレーサビリティ情報を記載してありますので、お客様は安心してハンバーグを召し上がることができます。

2　食品衛生7S導入の契機

当社は、2004年7月に「さわやか本社工場」を新たに建設しました。

事例2　さわやかにおける食品衛生7Sの取組み

　当時は、BSE（牛海綿状脳症）やO157（腸管出血性大腸菌）、食肉偽装問題が社会的な事件となった時期で、消費者には牛肉に対する不信や不安感がありました。そうしたなかで自社の商品に責任をもち「安全・健康・元気の出るおいしさ」を実現するために新工場を立ち上げたのです。この工場は、トップの考え方と方針を具現化した「ハンバーグをつくることに特化したシンプルでコンパクトな自社工場」です。ここでは安全性を確実にするために、設備・施設は最新技術を採用し、また独自の製造工程で、「大腸菌ゼロ＝O157ゼロ」の安全でおいしいハンバーグを実現しました。

　当社の安全性の基準が、客観的に見たときに間違っていないことを証明するために、2006年9月からISO 22000の認証取得に取り組みました。そして、2007年12月には、無事、認証を取得することができました。

　当社は現在、「食品衛生7Sを教育から仕組みへ」という考え方で取り組んでいます。私たちは、ISO 22000に取り組む以前から、従業員に対して食品衛生7Sの教育をしており、これが従業員の衛生意識を高めてきました。このことはISO 22000の認証を取得する際の原動力になりましたが、私たちが行ってきた食品衛生7Sは「教育だけ」であり、「改善」につながっていませんでした。それは食品衛生7Sについて理解不足だったために「改善活動」と「7Sパトロール」が仕組みとして入ってなく、実施もされてない状態だったからです。そこで、この2つを食品衛生7Sの活動に組み込むことにより、本当の意味での食品衛生7S活動にレベルアップさせ、継続的な改善によってさらに清潔な工場にすることを目標に「活動の仕組みづくり」に挑戦しました。

3　食品衛生7Sの推進体制

　食品衛生7Sの活動を仕組みとするために、再スタートするにあたっ

ては、まず「7S 推進委員会」を立ち上げました（表1）。

　まず、組織の長である商品部部長を委員長とし、各部署から委員を選出しました。2009年度は、食品衛生7Sの再スタート1年目でしたので、組織は「食品安全メンバー」のみで構成しました。また、パート従業員も自分が担当するポジションの責任範囲のなかで、全員参加で取り組みました。

　次に、現状確認のため7Sパトロールを事前に実施してみました。その結果、食品衛生7Sの基本である「整理・整頓」の理解が浅いため、徹底されていないことがわかりました。また、従来、指摘事項に対して行ってきた改善の進め方では、抜け・漏れ・忘れが発生し、改善されずに放置される場合もあることもわかりました。そこで、食品衛生7Sの活動を仕組みにしていくためには「具体的な目標」と「改善の進め方」だと確信し、取り組むテーマと責任者を決めました。2009年のテーマは次の2つでした。

　　テーマ1：基本である「整理・整頓」の方法を確立する。
　　テーマ2：食品衛生7SをPDCAのサイクルで回していく。

　テーマ1の責任者には、入社1年目の高橋を抜擢しました。高橋は食品製造とはまったく違う分野から入ってきましたので、先入観にとらわ

表1　7S推進委員会の構成

役割	委員	所属
委員長	森藤部長	商品部
副委員長	神谷次長	購買物流課
内部監査員	梶原課長	店舗管理部
実行責任者	鈴木工場長	本社工場
実行委員	櫻井係長	品質管理課
	井指係長	商品開発課
	髙橋社員（新人）	本社工場

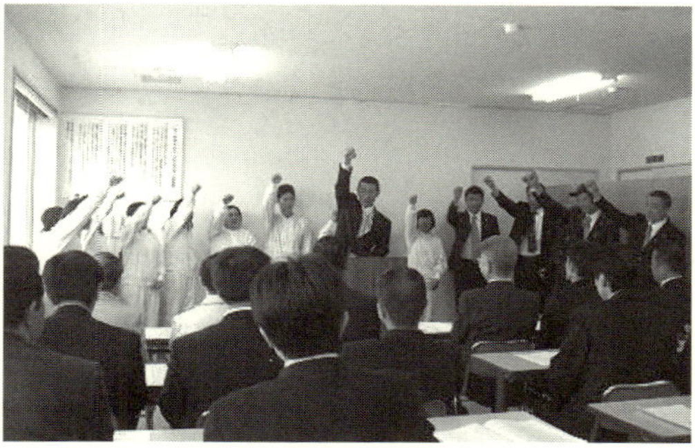

事例2　さわやかにおける食品衛生7Sの取組み

写真5　7Sキックオフ大会

れることなく客観的に見ることができると思い、期待を込めて挑戦させました。また、テーマ2については、工場のマネジメントにも関係することから鈴木工場長を責任者とし、実施項目とスケジュールを検討・決定しました。

　そして、2009年4月に「7Sキックオフ大会」を開催し、全社に向けての取組み事項を宣言して、新たな気持ちでスタートを切って食品衛生7Sの活動に全員で取り組んできました(**写真5**)。

4　改善事例

4.1　整理・整頓

　整理・整頓については、働いているパート従業員の意見や考え方、アイデアを活かした改善ができたと思います。担当者が日常行っている作業が、よりやりやすくなることを考え、意見を出してもらい、誰もが一目でわかるような改善に取り組むことができれば、ルールが浸透して継続することができることも少しずつわかってきました。

（1） 棚の整理・整頓1

　床から170cmという高い位置の棚に、不要なものと使用しているものが混在し、乱雑になっていました（写真6）。身長が180cm以上ある人にはまったく気にならない高さですが、実際に働いているパート従業員にはかなり高くて見上げなければならない状態でした。そのため、備品が取りづらく、また危険な状態でした。

　そこで、棚を取りやすい高さに調節して、かつ一番上には備品を置かないようにしました。また、必要なものだけを選んでわかりやすく置き、表示をつけて管理しました。身長が違うと目線が違い、使いやすさも違うということに、気づかされた事例です。

（2） 棚の整理・整頓2

　透明なプラスチックコンテナを目的別に分けて積み重ねて収納し、管理している場所がありました（写真7）。コンテナが透明なので中身が見えてわかりやすいと考えていましたが、必要なものを探すのに時間がかかるうえに、フタを開けるにも手間暇がかかりました。

　そこで、棚ごとに使用する備品を分別し、使用頻度が極端に低い備品

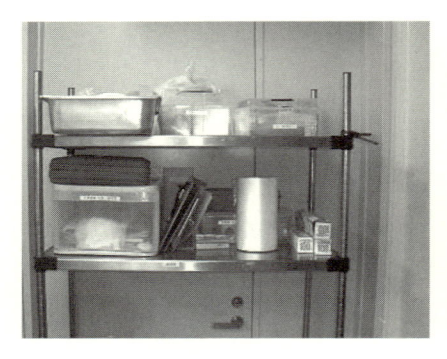

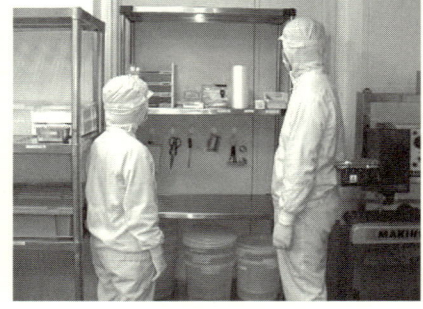

〈改善前〉　　　　　　　　　　　〈改善後〉

写真6　背が低い人でも備品を取りやすいように改善

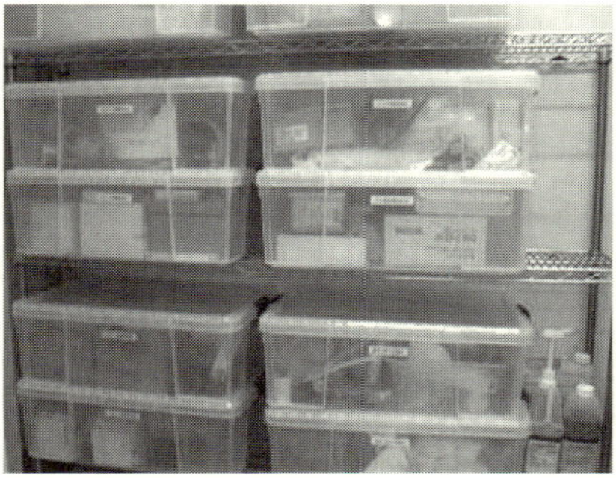

事例2　さわやかにおける食品衛生7Sの取組み

〈改善前〉 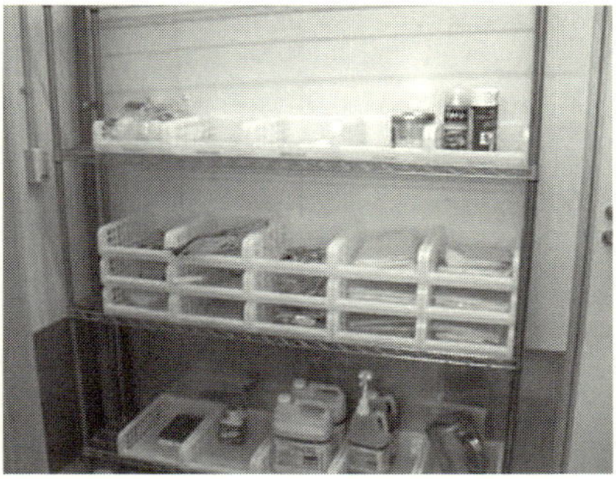　　　　　　　　　〈改善後〉

写真7　棚への保管の改善

は別管理することで、誰でもわかりやすく、取り出しやすい置き方に変更しました。これはパート従業員に好評で、「探す手間が省けて自分の作業スピードが速くなった」と喜ばれました。

（3）工具類の整理・整頓

　工場内の工具類は、工具箱の中にしまうというルールしかありませんでした。なかには、一度しか使ったことがない工具も一緒に入っていたので、必要な工具がどこにあるかわかりにくく、すぐ出すことができない状態でした。

　そこで、必要な工具のみを壁にかけ、表示をつけて定位置管理する方法に変更しました（**写真8**）。こうすることで工具を使いたいときにすぐ探し出すことができ、また使用後は必ず元の位置に戻すことができるようになりました。壁にかけることでどの工具が使用中なのか一目でわかるようになりました。

〈改善前〉 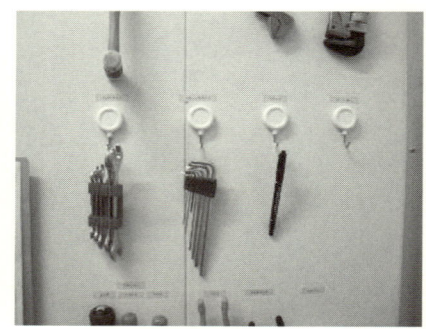　　　　　　　　　　　〈改善後〉

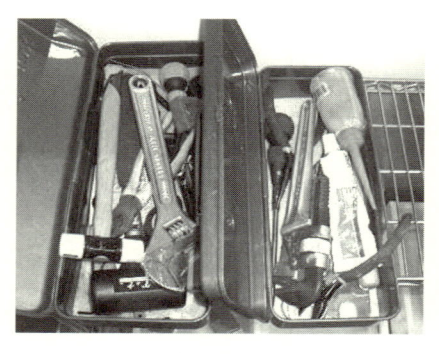

写真8　工具類の整理・整頓

4.2　洗浄

　出荷前のテスト製造中の製品において、菌の付着がありました。原因は、製造機械の分解されていない部分の洗浄不足による汚れの付着であったため、洗浄レベルを改善しました。ハンバーグ製造ラインの各製造機械は、毎日3時間かけて洗浄しています。製造終了後、100以上の部品に分解してから、手作業で徹底した洗浄・殺菌を行っています（**写真9**）。毎日の洗浄に力を入れることで「大腸菌ゼロ＝O157ゼロ」の安全なハンバーグを実現できました。

4.3　清掃

　本格稼働で製造時間が長くなってきてから、製造中のコンベアで一般生菌が増殖する傾向が見られました。原因は製品コンベア上の汚れ（肉片）であったため、これを改善しました。

　ハンバーグ製造中も15分に1回はラインを止めて、アルコールと専用ヘラを使用して、コンベア上の汚れ（肉片の付着）を除去しています（**写真10**）。これを行うことで、製造中に製品が直接触れるコンベアで、汚れから菌が増殖する可能性をなくすことができます。

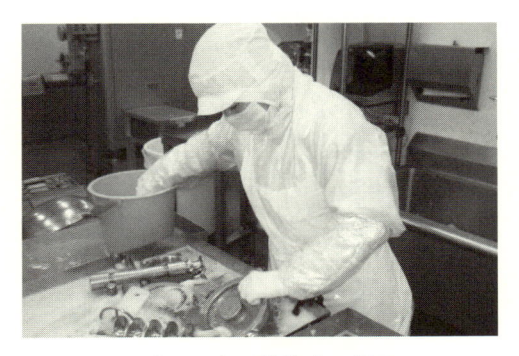

事例2　さわやかにおける食品衛生7Sの取組み

写真9　部品洗浄中の様子

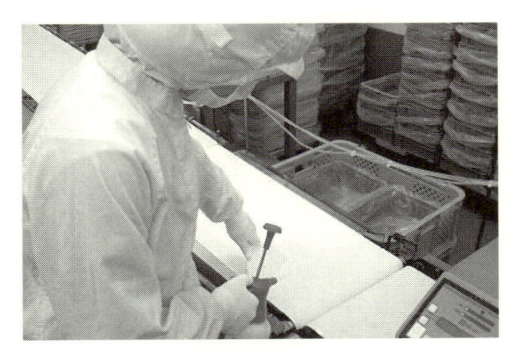

写真10　製造中のコンベア清掃

4.4　殺菌

　原料から製品まで菌をつけない環境(施設・設備・製造ライン)で製造を行っています。この環境を保つため、設備・機械保守点検のスケジュールとルールを決め実施しています。

　ハンバーグ製造室は24時間空調で完全ドライ化、HEPAフィルター(高性能フィルター)によるクリーンな給気、そして連続コンベア式製造で原料が製品になるまでに15分のシンプルなラインとなっています(**写真11**)。以上のことで菌のコントロールをしています。

　原料肉は、産地のオーストラリアで安全性を確認した「さわやか指定

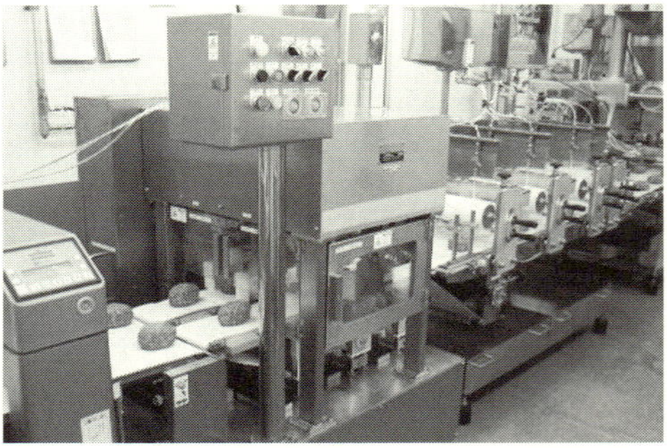

写真11　ハンバーグ製造室

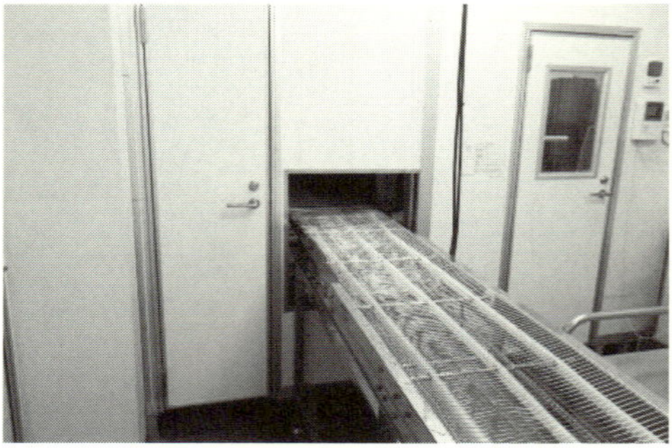

写真12　原料殺菌機

部位」の牛肉のみを使用しています。原料はそのままでも安全ですが、さらに安全性を高めるため「当社独自の原料殺菌機」で「原料肉の表面を殺菌」してから加工しています(写真12)。

5　食品衛生7Sのポイント

(1) 教育・評価制度について (ポジション認定)

　当社の従業員教育(躾も含む)においては、資格認定・評価制度を取り入れており、これを「ポジション認定制度」と呼んでいます。これは

事例 2　さわやかにおける食品衛生 7S の取組み

「作業範囲（ポジション）を、各担当者が役割と責任をもち、基準とルールを守る」制度です。当社独自のポジション認定制度には、食品衛生 7S の教育が含まれています。次のことを組み込んだ評価基準（認定基準）で、食品衛生 7S の教育を行っています。

- 清潔　→ 7S の目標で、食品安全方針と 7S の理解
- 整理・整頓・清掃・洗浄・殺菌　→ ルールであり、作業手順・基準の遵守
- 躾　→ 躾は目標を守る要であるため、それを守る意識づけと挨拶・身だしなみの徹底

(a) ポジション認定レビュー表

ポジション認定の試験には、**図 1** に示す「ポジション認定レビュー表」を使用しています。このなかには「食品安全方針と食品衛生 7S の理解」と「挨拶・決まりごと・身だしなみ（躾）」の項目が入り、その下位には各ポジションの「作業手順・基準（ルール）」の項目となっています。

(b) ポジション認定一覧表

従業員の誰がいくつポジションをもっているかを、**図 2** に示す「ポジション認定取得一覧表」で明確にして従業員にわかりやすくしています。色が多い人ほど、「衛生意識と作業技術のレベルが高く、それに連動し時給も高い（評価されている）」ということが一目でわかります。

従業員は、責任範囲が担当できて、試験に合格すると「ポジション認定取得」となり、これがイコール評価される（時給が上がる）という仕組みになっています。躾の教育は難しく、新しく入った人より長くいる人のほうが教えづらいとか、厳しく叱って強制的にやらせても、なかなか定着しないということがよくあります。このような場合、「教育して公正な評価をする」と自然に従業員のモチベーションが上がり、競って

洗浄室認定表

所属　本社工場　　　　　氏名

	確認項目	自己	第一次	工場長
1	「私達の使命」、「スローガン」が暗唱できる。			
2	「7S(ナナエス)の項目」が言えて、理解している。			
3	「さわやかです」の挨拶が自分から進んでできる。			
4	ワークスケジュールに協力的で、変更がない。			
5	身だしなみは、常に清潔に保たれている。			
6	チルドコンテナが基準時間内で洗浄できる。			
7	解凍ラックが基準時間内で洗浄できる。			
8	製品用台車が基準時間内で洗浄できる。			
9	アルミバンジュウ・プラコンのシール取りが、きれいにできる。			

項目1〜2：食品安全方針 7Sの理解
項目3〜5：マナー(躾) 挨拶、決まりごと、身だしなみ
項目6〜9：ルール 作業手順・基準

図1　ポジション認定レビュー表(一部)

覚えていくようになるため、教育と評価を繰り返していくことで、マナー(躾)とルールが確実に定着していきます。この考え方での「ポジションで7Sを行う」ことが「私たちの7S活動の土台」になっています。

(2) 食品衛生7Sの運用(PDCAサイクル)

　もう一つのテーマであった「食品衛生7SをPDCAのサイクルで回していく」ことについてですが、現在「食品安全マネジメントシステムの検証」は、部内会議という会議のなかで行っています。この会議はすべての検証の場という位置づけになっている重要な会議です。食品衛生7Sの運用状況をここで検証することでPDCAサイクルを回しています。

事例2　さわやかにおける食品衛生 7S の取組み

本社工場　認定取得一覧表　　　（平成 22 年 1 月 31 日現在）

ポジション名	洗浄室	ピッキング	部品洗浄	製品仕分	ホウアンキ
ポジション記号	W	P	B	S	H
鈴木　太郎 H16.7.19 **時給　1040 円**	○ H17.10.17	○ H18.3.15	○ H18.6.13	○ H18.9.19	○ H17.5.19
佐藤　花子 H16.7.17 **時給　940 円**	○ H17.10.12	○ H18.3.15	○ H18.6.13	○ H18.9.20	
田中　次郎 H16.7.17 **時給　860 円**	○ H17.10.9	○ H18.3.15			
山田　みどり H16.9.22 **時給　900 円**	○ H17.10.7	○ H18.3.15	○ H18.6.10		
浜松　よし子 H17.2.25	○				

図2　ポジション認定取得一覧表（一部）

(a) PDCA のサイクル

図3に示すとおり PDCA のサイクルは、最初に、現状の問題点や以前の「7S パトロール」の指摘事項などを、部内会議で検討・設定するところから入っていきます。まず「P（Plan：計画）」では、担当者・対応策・期限を決定して、これを検証します。次に「D（Do：実施・実行）」は、対応策の進捗状況を、毎週1回の部内会議のなかで報告します。そして「C（Check：点検・評価）」に、7S パトロールを導入し、これで実際の現場検証を2カ月に1回行って確認します。

また「A（Act：処置・改善）」では、改善結果をそれぞれ検証して、良否を判断します。ここで改善された場合はそのまま継続しますが、うまくいかない場合は、再びその問題を PDCA のサイクルに戻し、原因を追求した後にもう一度「P（Plan：計画）」として設定するという具合

```
            ┌──────────────────────────────────┐
     ┌─────▶│「部内会議」で問題や指摘を検討・設定│
     │      └──────────────────────────────────┘
     │                      ⇩
     │      P（計画）　：担当者・対応策・期限を決定・検証
     │      D（実施・実行）：進捗状況の報告（週1回）・検証
     │      C（点検・評価）：「7Sパトロール」（隔月）で現場検証
     │      A（処置・改善）：改善結果を検証し、良否を（判断）
     │                      ⇩
     │      ┌──────────────┐    ┌──────────────┐
     └──────│再びPDCAサイクルへ│    │改善を継続する│
            └──────────────┘    └──────────────┘
```

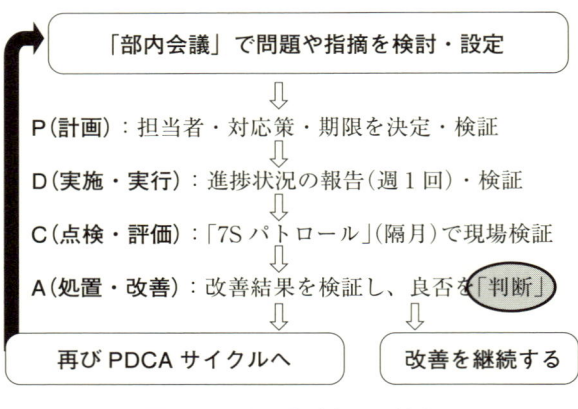

図3　PDCAサイクルの流れ

に、継続的に確実な改善活動を進めました。

(b) 食品衛生7Sの検証

　食品衛生7Sを検証する際は**図4**に示す帳票を使用しています。帳票を使用することで、抜け漏れがなく確実に検証を進めることができます。実際の使用方法としては、指摘内容に対して、担当者・対応策・完了予定日を決めて実行する、これが期限内に完了したかを確認・検証します。完了日が空欄の場合（未完了時）は、原因を明確にして新たな「P（計画）」として再設定するという流れでPDCAのサイクルを回していきました。

6　おわりに

　食品衛生7Sに取り組んだ結果、問題点を早期改善できるようになり、全体のマネジメントがスムーズになってきました。食品衛生7Sを進めていくうちに「当たり前のことが当たり前にできる」ようになったため、全体の管理（マネジメント）がやりやすくなったのです。このため、人時生産性が前年比104.2％と、わずかですが向上しました。

事例2　さわやかにおける食品衛生7Sの取組み

担当者	対応策	予定日	完了日
髙橋	スポンジ取り扱いルールを決め、実施する。	7月末まで	7-21
髙橋	指摘事項4-1と合わせて改善する。	7月末まで	7-21
髙橋	指摘事項4-1と合わせて改善する。	7月末まで	7-21
櫻井	菌検査を行い、安全性を証明する。	7月末まで	
髙橋	定位置を決め、整理整頓する。	7月末まで	7-12
髙橋	指摘事項4-5と合わせて改善する。	7月末まで	7-12
髙橋	指摘事項4-5と合わせて改善する。	7月末まで	7-12

図4　食品衛生7Sを検証する帳票（一部）

　また、衛生レベルが向上し、品質が上がり、ハンバーグ注文率がアップしました。自社工場がなかった頃（2003年）は、ハンバーグの注文率が66.4％でしたが、自社工場ができ安全性が高まった結果、注文率は2008年には78.3％にまで向上しました。このことは、お客様に、当社の安全に対する取組みや工場での製造風景を、テレビCM、メニュー、店内掲示物などで伝えていくことで、商品に対して安心感と信頼感をもっていただいた結果だと思います。この数字もファミリーレストランとしては驚異的な数字なのですが、2009年度はさらにもう3％上乗せすることができ、ハンバーグの注文率は81.5％になり、工場ができる前と比べて15％以上も向上しました。私たちでも信じられないぐらいの数字が成果として出たのです。来店されるお客様100名のうち約82名の方に、主力商品であるハンバーグを召し上がっていただける計算になります。私たちはこの数字に自信とプライドをもっています。
　今後も食品衛生7Sの活動をとおして、価格破壊で闘うのではなく、お客様の心を豊かにする「元気の出るだんらんの場」を広げることがで

きる「オンリーワンの価値」を提供してまいります。
　最後に、このような発表の場を提供していただいた、食品安全ネットワークの米虫節夫会長をはじめとする会員の皆様と、ご指導いただいた㈱QAテクノサポートの衣川いずみ先生に深く御礼を申し上げます。

事例3
サニーサイドにおける
食品衛生7Sの取組み

㈱サニーサイド　代表取締役社長　中田　吉則

1 会社概要

　当社は石川県金沢市で食肉の生産・加工・販売を営んでいます。牛・豚の枝肉を処理し、スーパーマーケットなどの量販店や、ホテル・焼肉店・レストランなどの業務用の部分肉やパック肉を取り扱っています。

　創業は1926(大正15)年と古く、私が三代目の経営者となります。営業エリアは、主に石川県、富山県、福井県の北陸三県で、近年の年商は約42億円で、パート従業員も含め100名規模の会社です。

2 食品衛生7S導入の契機

　当社は、2007年より食品衛生7Sの活動に本格的に取り組み始めました。しかし、それ以前にも「5S運動」という名称で取り組んでいた時期があります。そのきっかけは2001年9月に発生したBSE(牛海綿状脳症)問題です。翌2002年に大手食品企業による牛肉の産地偽装事件が起こり、BSE騒動の混乱に輪をかけました。このときは牛肉を扱う一

部の食品・飲食店業者、外食産業などに大きな打撃を与え、同時に深刻な社会問題となりました。食品の仕事に従事する当社にとって一般消費者の信頼を失うことは、致命的であり、存続が危うくなる事態を招くという強い危機感をもちました。その後も食肉業界では、北海道の食肉加工会社の牛肉ミンチの偽装事件、岐阜県の食肉会社の偽飛騨牛事件が起こりましたし、他の食品業界でも菓子製造会社の期限切れ原料使用問題が発覚し、経営トップの責任が強く問われました。

私は、経営者の第一の責務は自社が反社会的な行為や行動に加担しないようにすることだと考えています。さらに、食品企業においてはこれに消費者の食の安全を守るということが大前提であると確信しています。この大前提を抜きにした企業活動は短期的に大きな収益を生むことはあっても、露見すれば企業が破滅に追い込まれ、従業員が失業することは明白です。企業はたとえ細くとも健全に長く存続することが使命です。そのため、食品安全への取組みが必須だと考えています。

当初はISO 22000やHACCPの認定を取得することも検討しましたが、当社の社屋や設備面での課題、そして何より取得にあたり食肉処理・卸会社の業態には少々荷が重いと思われ、躊躇していました。しかし、食品衛生7Sの活動は、衛生管理をしっかりしたものにするための基礎になるということから、企業存続の大きな鍵だと確信するに至り、この活動を強力に推進しようと決意しました。そして、結果的にこの取組みが「食肉処理工場」から「食品工場」へと脱皮する良いきっかけになりました。

3 食品衛生7Sの推進体制

2007年2月に7S推進委員会を立ち上げ自ら委員長となり、現場・営業など各部署から委員を10名指名しました（表1）。

事例3　サニーサイドにおける食品衛生7Sの取組み

表1　7S推進委員会の構成

役　割	担当者
委員長	社長
副委員長	工場長
副委員長	パックセンター長
委　員	営業本部長
	営業第1部の営業1名
	営業第2部の営業1名
	営業第1部の現場1名
	営業第2部の現場1名
	パックセンター1名
	総務課1名
	システム課1名

　7S推進委員会は、月に1回コンサルタントを招いて実施していますが、営業本部長以外の委員は、基本的に毎年メンバーチェンジを行い数年かけて多くの社員が委員として積極的に活動に参画するように努めています。また、委員会開催時に時間のある社員は誰でも飛び入りで参加を認めています。さらに、7S推進委員会以外に、パート従業員対象の7S講習会も月1回30分間ですが開催し、できるだけ多くのパート従業員に食品衛生7Sの基礎的な知識の習得に励んでもらっています。この方式は委員会メンバー以外の全従業員に食品衛生7Sを浸透させるために、たいへん有用であると思っています。現場の人たちは、いったん仕事の流れが体に染みつけば、日常業務の一環として食品衛生7Sで決めたやり方や基本をある程度は守るという体質があります。一方、営業の人たちは、社外にいる時間が長くて7S推進委員会の会議に出席しにくく、また目先の売上などの数字に追い回され、どうしても食品衛生7Sの活動が後回しになりがちです。そのため営業の人たちの躾は、未だに当社

の課題になっており、営業部員が帰社した後に、営業対象の7S講習会を開催して啓蒙に努めています。

4 改善事例

当社で改善した事例を以下で紹介します。

(1) 毛髪

すべての食品工場に共通の最大の課題は異物混入であり、なかでも特にやっかいな異物は毛髪です。粘着ローラーをかけることがたいへん有効だといわれていますが、それでもどこからか付着することがあります。そこで当社では1時間置きに粘着ローラーを持った担当者が、作業員全員にローラーがけを行うルールをつくりました。なお、同時にアルコールスプレーを持って包丁の消毒も行っています（写真1）。また、エアーシャワー内にも粘着シートを導入して、エアーシャワー前のローラー掛けがきちんとできたかを検証しています（写真2）。

このような改善は、すべて従業員のアイデアにより実施することがで

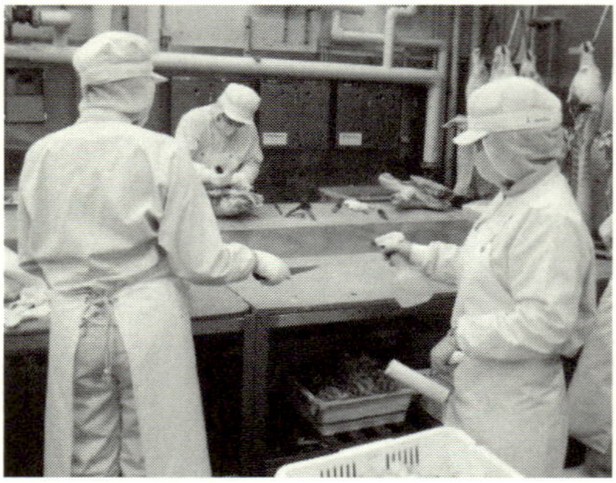

写真1　右手にアルコールスプレー、左手に粘着ローラー

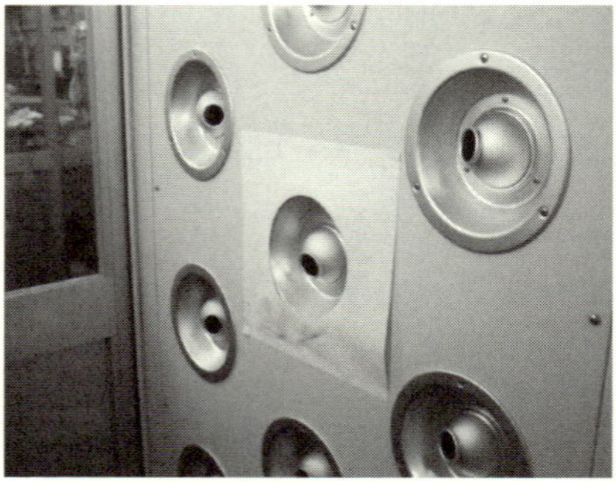

写真2　エアーシャワー内に設置した粘着シート

きるようになりました。これはコンサルタントの方と一緒に 1 年間も同じことを言い続けた成果の一つです。

（2）器具・備品

（1）項で紹介した改善は、あまり費用をかけずに改善できたものですが、経費のかかった改善もありました。ラック(**写真 3**)や下駄箱(**写真 4**)、作業台(**写真 5**)などは、すべて当社の要望を取りまとめて依頼した特注品です。

(a) 枝肉を吊るす器具のラック

　従来は枝肉を吊るす器具は、プラスチック製のカゴの中に放り込んで保管していましたが、これではカゴの下部にある器具が汚れやすく、またカゴの中にゴミが溜まるという問題がありました。そこで、特注ラック(**写真 3**)に器具をかけました。そのおかげで、衛生的に管理しやすく、また移動しやすくなりました。

(b) 下駄箱

　従来の下駄箱は、工場内の長靴と事務所用スリッパを入れる二段に

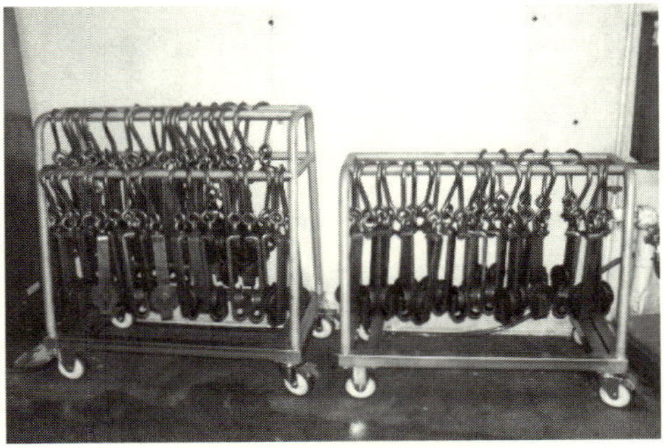

写真 3　枝肉を吊るす器具のラック

なっておりました。そのため、自宅からの通勤靴は、工場用の長靴を出した後のスペースに入れて使用していました。しかし、これでは通勤靴の底についている塵や埃などが工場内の長靴の底に付着し、交差汚染が発生する恐れがありました。そこで、下駄箱を三段とし、各人の通勤靴、工場内の長靴、事務所用のスリッパの3種類を収納できるようにしました（**写真4**）。

(c) 作業台

従来、作業台は下枠の部分に棚がついてトレーなどを足元に置けるようになっていました。しかし、棚は床上30cmのところにあったため、歩くたびに塵や埃が付着する恐れがありました。そこで作業台の下にものを置けないように棚のないタイプの作業台を特注し、塵や埃が溜まらないようにしました（**写真5**）。

（3）表示

改善前には、どこに何があるか、あるいはどこに何を置くかは各人の都合で使いやすいようにばらばらに置いていたため、複数の同じ器具や備品が工場内に置かれていました。不必要な数の器具や備品を用意する

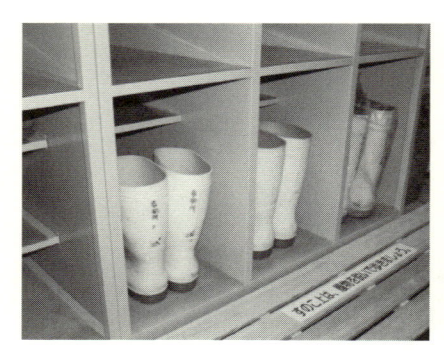

写真4　下駄箱　　　　　　　　写真5　作業台

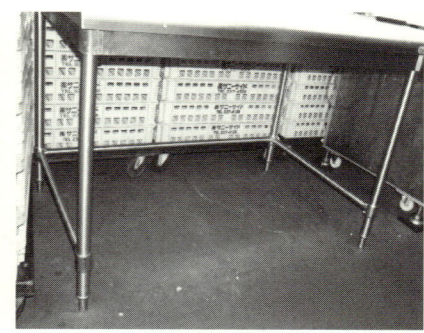

事例3　サニーサイドにおける食品衛生7Sの取組み

ことは無駄ですし、紛失しても本人以外はわからないこともありました。今では、コンサルタントの方から指示されるまでもなく、表示をつけて定数を設定することが自主的に行われるようになりました。

(a) 包丁

　包丁殺菌庫（写真6）には、誰の包丁が何本入っているか定数・定置管理の表示がつきました。また、バケツ（写真7）も従来は重ねて置いていましたが乾きやすいようにラックに並べ、表示をつけました。

(b) 掃除用具

　写真8はモップや水切りの柄を留めるフックですが、もともとはスキー板を立てかけるフックを流用したものです。これも社員の発案です。

(c) 鍵の管理

　従来、鍵はキーホルダーにつけて引き出しの中で管理していました。しかし、うっかりポケットの中に鍵を入れて家に持って帰る人がいたので、鍵は紛失しないように首にかけるストラップをつけ、壁に掛けるようにしました（写真9）。

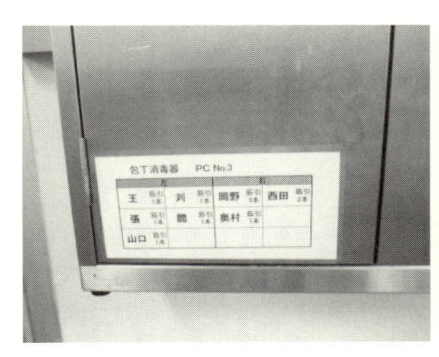

写真6　包丁殺菌庫　　　　写真7　バケツ

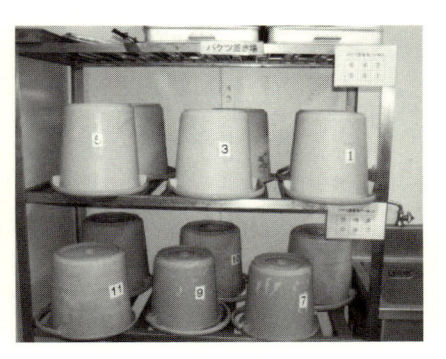

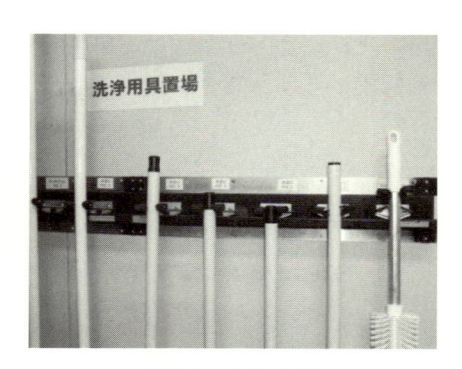

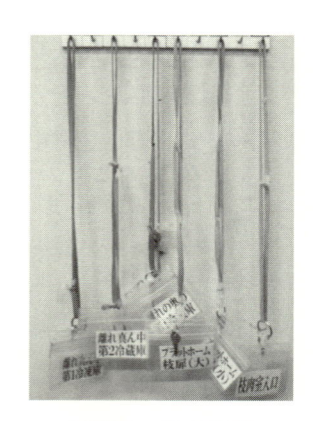

写真8　掃除用具　　　写真9　鍵の管理

5 食品衛生7Sのポイント

食品衛生7Sを成功させるには、次の5つが重要だと考えています。
① 必ず会社のトップが参画し、コンサルタントと一心同体となって推進する。
② 活動の核となる社員・パート従業員を発掘する。
③ 事務方の社員も参画させる。
④ 業績に多少なりとも貢献できる。
⑤ 成果を全員で共有し認識の共通化を図る。

以下、それぞれについて説明します。

（1）必ず会社のトップが参画し、コンサルタントと一心同体となって推進する

食品衛生7Sの実施当初は、従来からの仕事の仕方が体に染みついている現場の従業員から面倒がられて、食品衛生7Sを推進する必要性をなかなか理解してもらえませんでした。また、営業部員からは余計な仕事が増えるという感覚で捉えられて、こちらも必要性を理解してもらえ

事例3　サニーサイドにおける食品衛生7Sの取組み

ない状況が数カ月間続きました。超ワンマン社長ならいざ知らず、社長の肩書だけでは中小企業の従業員はなかなか言うことを聞いてくれません。ですから、辛抱強く繰り返し必要性を言って聞かせました。また、他社の良い事例をコンサルタントから紹介してもらい、真似できることから手をつけました。改善しなければならない箇所をデジカメで撮り、7S委員会で皆に見せて改善を促しました。また、うまく改善された箇所をまたデジカメで撮り、皆に見せて誉めました。一歩ずつ前進して軌道に乗せるまで約1年間を要しました。

会社のトップがコンサルタントにすべてお任せでは、従業員は納得せず自主的に活動しないでしょう。また、表面的な活動だけでは途中で消滅の危険性があると思います。

社員が自発的に物事に取り組んでくれる環境を整えることが社長の任務であり、多少経費がかかろうともやる気を維持・向上させるために衛生管理に投資を惜しんではいけないと思います。なぜなら、人間は新しい機械や器具だとていねいに扱おうとしますが、古かったり汚れていたりすると、乱雑に扱う傾向があります。食品衛生7Sの活動を推進するために、新たな備品の購入、工場の補修、試取検査の費用、防虫対策などへの投資が必要になります。しかし、投資をしたからといって、すぐに売上が増えたり、粗利が上がったりするわけではありません。経費が増えることはあっても減ることは期待しにくいものです。したがって、費用対効果を金銭的に評価することが難しい分野です。投資の決断はトップの重要な仕事の一つですから、食品衛生7S活動の中身をトップ自らがよく理解していないと、費用対効果の面に判断を左右されることになりかねませんし、実施時期を逃す可能性もあります。このようなことはコンサルタントだけでは判断できません。コンサルタントの知恵をフルに活用することはトップの役割であり、決して安くはないコンサルティング費用を十二分に活かすことができるのは経営者がその知識を正

しく吸収し、自ら活用してこそ活きるものだと思います。

（2）活動の核となる社員・パート従業員を発掘する

　食品衛生7Sの活動が軌道に乗るまでに約1年間を費やしたものの、しだいに委員のなかから積極的に取り組んでくれる者が現れ、おかげで2年目は飛躍的に改善が進みました。ふだんの仕事では気づかなかったのですが、従業員のなかには整理・整頓が上手な人、表示をつけるのが上手な人、記録をつけるのが上手な人、あるいは棚などの工作が上手な人など、さまざまな才能の持ち主がいるものです。そのなかからリーダーになれる社員やパート従業員を活動の核に抜擢することで、改善が加速度的に進んで行きました。ちなみに当社では、食品衛生7S活動で活躍した社員を新しい工場長に抜擢しました。

（3）事務方の社員も参画させる

　綺麗な表示をつけたり、記録をつける帳票を作成することを製造現場の人たちだけでやろうとしても、ふだんの仕事と違うこともあって、億劫がって後回しにされがちです。それに対して、事務方の人たちはパソコンで表示ラベルをつくりラミネート加工したり、帳票類をつくることが得意な人たちが多いものです。また、7S推進委員会メンバーに事務方を入れたほうが、会議録の作成がスムーズに進み、より良い活動になると感じました。

（4）業績に多少なりとも貢献できる

　食品衛生7Sの活動を通じて工場内が綺麗に整理・整頓されたとしても、実際の経営上の業績に何かプラスとして表れないと現実的に達成感が得られないものです。また、トップとしても食品衛生7Sの活動のために経費を使っても、それを必要経費だとはなかなか割り切れないこと

もあります。しかし、ここは考え方を変えて、お客様を工場見学にお誘いすることで新規顧客の獲得に生かすという考え方もあります。営業の巧みな話術よりも、「百聞は一見にしかず」で綺麗に整理・整頓された工場をお客様に見ていただくことが、良い結果を生むことがあるのです。不景気になると、とかく価格競争に陥りがちですが、食料品は工業製品と違い紙面上の見積りだけでは決められない要素があります。それはどのような工場で、どのような原料を使って、どのような人が、どのような方法でつくっているかを実際に見学して確認しなければわかりません。ここまで確認するお客様は、価格が安いというだけでは仕入先を変更しない、しっかりとしたポリシー(方針)のあるお客様です。このようなお客様を獲得できない、大切にできない企業の繁栄はありえません。

　また、食品衛生7Sの活動を一所懸命に継続したおかげで新規顧客を獲得できたという実績ができれば、従業員はますます真剣に取り組もうという意識が強くなります。営業部員にも食品衛生7S活動の重要性に気づき、活動へ理解を深めてもらえるものです。私も食品衛生7S活動の目標の一つに「お客様に誉めてもらえる現場づくり」という課題を掲げましたが、次の目標は「工場見学を通じた新規顧客の獲得」にしようと考えています。

(5) 成果を全員で共有し認識の共通化を図る

　食品衛生7S活動の委員会メンバーだけが努力して実践するのではだめです。改善したポイントや実績、あるいは今後の課題を全従業員が共有することで、委員でない人も食品衛生7Sの活動について理解を深めることができます。私はもともとマニュアルが嫌いです。もちろんマニュアルとして文書化することは必要ですが、マニュアルを読んだだけで理解できる従業員が何人いるかわかりません。仕事や物事は、教えてあげて、実地にやって見せて、自分一人でさせてみることで、初めて理解

できるものだと思います。全従業員に同じ質問をしたときに、金太郎飴のように全員が同じ答えを返してくれるところまで食品衛生7Sの活動が浸透すれば、たとえ設備などのハードウェアが若干古くとも、従業員のソフトウェア（知恵）の部分でカバーできると思います。もし、工場の設備に弱点があれば、それを全員が認識してカバーできますし、改善できる時期が来れば最優先で着手することもできます。そのためにも、食品衛生7S活動の成果は全員で共有しなければなりません。

6 おわりに

　食品衛生7Sへの取組みのなかで、整理・整頓し長年使用していなかったものや不要なものを思い切って廃棄しました。そのおかげで工場内に新たなスペースが生まれました。また、金沢市や石川県から食品衛生に関した表彰を受けました。食肉会社としてはあまり受賞例がありませんのでたいへん名誉なことだと思います。

　しかし、残念なことに食品衛生7Sの活動を続けていくうちにマンネリ化の傾向が見られるようになりました。そこで、来年度は金沢市保健所が推奨する金沢市食品衛生自主管理認証制度の認証を目指すことで、社員に目標を課すことにしました。金沢市保健所からは、「総合衛生管理製造過程を取得している食品工場がまだ金沢市内に1件もないので、これを目指してはどうか」というアドバイスもありましたが、認証取得にばかり目を向けることは時として「消費者の安全を守る」という食の安全の本質を見失う危険性もありますので、まずは身の丈に応じたレベルの認証を目指し、レベルアップしていきたいと考えています。今後も「記録をつけることが仕事」にならないように気をつけていきます。

　最後にご指導いただいた㈱QAテクノサポートの衣川いずみ氏に深くお礼申し上げます。

事例4
備後漬物における食品衛生7Sの取組み

備後漬物㈲ 品質管理部 部長 新原　浩之
土屋　克章

1　会社概要

　当社は、和風キムチなどキムチ類の製造を中心に、漬物製造・卸売業、業務用漬物製造・卸売業、プライベートブランド・OEM供給事業、海外原料仕入れ・供給事業、外食事業を営んでおります。工場は広島県福山市にあり、その敷地面積は5,000坪、従業員は350名程度です。また、東京、大阪、福岡に営業所を構え、日本全国に出荷しております。

2　食品衛生7S導入の契機

　昨今の食品の産地偽装問題、異物混入、細菌汚染などの食品事故などにより、食品の安心・安全に対する消費者の期待が増してきたことにともない、当社としてまず何ができるかということを考えました。そして、食品製造での基本となる食品衛生7Sを導入することになりました。
　実は、食品衛生7Sに取り組む以前にも、工場内の整理・整頓を試み、不要なものの処分、定位置管理を行おうとしたことがあります。そのと

きは工具箱の中の整理・整頓を試み実施しましたが、製造作業員に浸透せず、数カ月経過したら以前の状態に戻っていました(**写真1**)。その原因の一つには、どのように整理・整頓すればよいのかわからなかったことが挙げられます。

そこで、改めて食品衛生7Sに取り組んだのです。2008年5月12日、7Sキックオフ大会を開き、社長が会社の方針として食品衛生7S活動に取り組んでいくことを宣言しました。

食品衛生7Sを導入することにより、当社の企業理念である「食を通じて、家庭に幸福と感動を与える」を追求していくことになったのです。

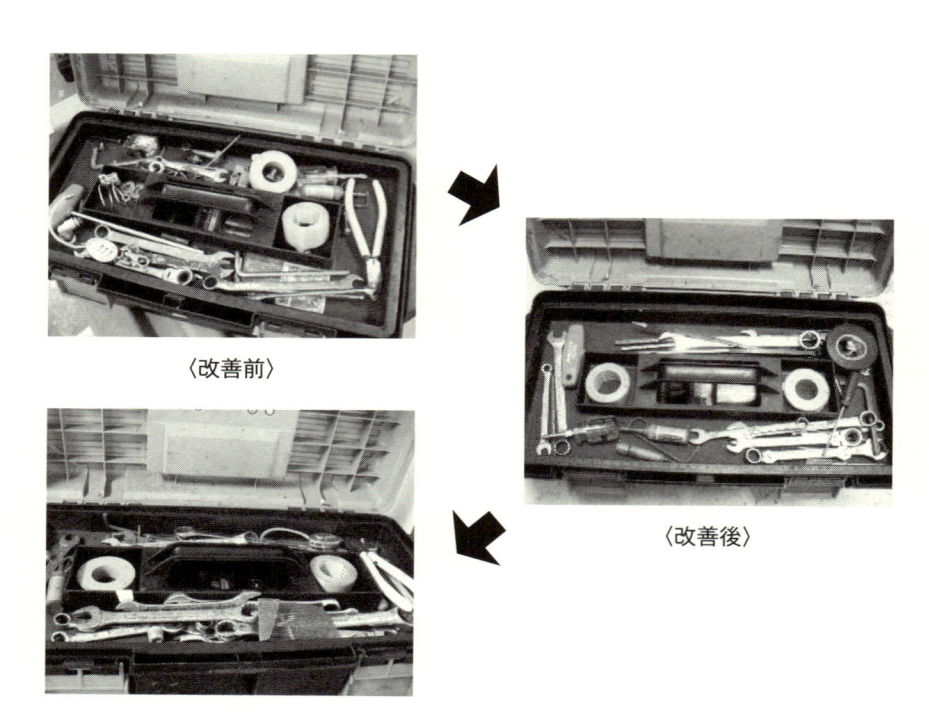

〈改善前〉

〈改善後〉

〈数カ月後〉

写真1　工場内で使用している工具類

3　食品衛生7Sの推進体制

　食品衛生7S委員会の組織図は、図1に示すとおりです。各部署ごとに部長または課長を実行委員長、副委員長に選任し、各部署の社員から数名を委員に選任して食品衛生7S委員会を運営しています。

　活動当初の運営は、品質管理部が行い、また、改善活動も品質管理部が主体で行っておりました。しかし、なかなか現場作業員に浸透しなかったため、2009年5月から生産部が主体で食品衛生7Sに取り組んだところ、現場作業員の意識が高まり自発的に取り組むようになってきました。そして、2009年11月からは製造現場だけでなく、事務所も同様の取組みを始め、事務所内の整理・整頓を行っています。

　食品衛生7Sの活動は、表1に示すとおりです。毎年5月に、製造作業員全員参加の全体集会を行い、1年間の改善事例、マスコミなどで取り上げられた食品事故などの事例報告を行っております。毎月の食品衛生7S活動として、月に一度、コンサルタントが当工場に来て、常務、

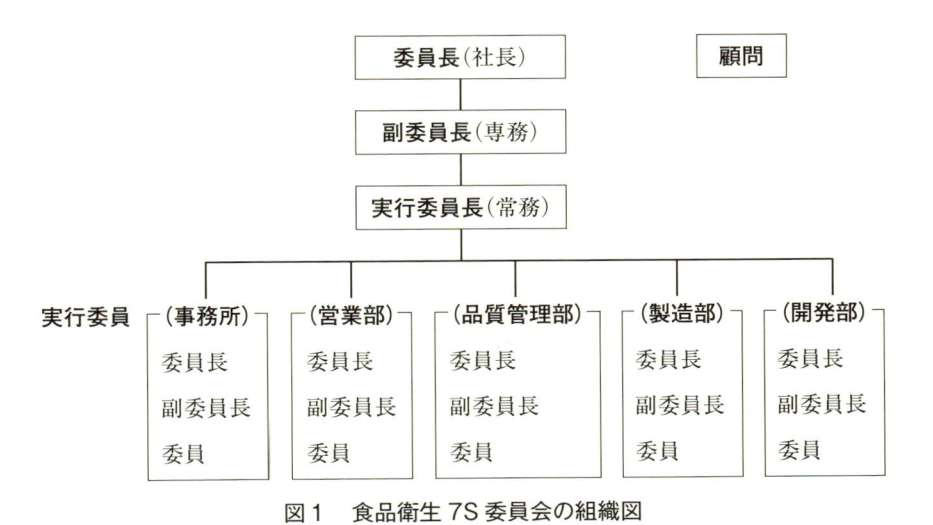

図1　食品衛生7S委員会の組織図

表1 年間教育スケジュール

教育名	対象者	実施時期	内容	1月	2月	3月	4月	5月	6月	7月	8月	9月	10月	11月	12月
食品衛生7S委員会	7S委員、ライン長および製造社員、品質管理部	毎月第一月曜日	外部コンサルタントの指導の下、現場巡回を実施し食品衛生7Sに関する現場の指摘・改善・教育を行っていく。(OJT、OFFJT教育)	第一月曜日	第一月曜日	第一月曜日	第一月曜日	第一月曜日	第一月曜日	第一月曜日	第一月曜日	第一月曜日	第一月曜日	第一月曜日	第一月曜日
防虫防鼠教育	7S委員(製造)、ライン長および製造社員、品質管理部	毎月第一月曜日	東洋産業による工場内巡回の結果を食品衛生7S委員会の場で報告・教育を実施。(OFFJT教育)	第一月曜日	第一月曜日	第一月曜日	第一月曜日	第一月曜日	第一月曜日	第一月曜日	第一月曜日	第一月曜日	第一月曜日	第一月曜日	第一月曜日
全体講習会	製造従業員全員参加、品質管理部(全ライン共通)	年1回	食品衛生7S活動の内容報告、衛生教育など外部コンサルタントより講義を行い教育を実施。(OFFJT教育)					第一月曜日							
製造会議	ライン長、品質管理部	毎週月曜日	製造現場の問題点の解決、必要連絡事項、クレームの状況報告と改善・教育を実施。食品衛生について昼礼で従業員へ報告。(OFFJT教育)	毎週月曜日	毎週月曜日	毎週月曜日	毎週月曜日	毎週月曜日	毎週月曜日	毎週月曜日	毎週月曜日	毎週月曜日	毎週月曜日	毎週月曜日	毎週月曜日
ライン会議	各ライン従業員(パート、アルバイト含む)	年2回	各ラインごとの問題点の解決、必要連絡事項、クレームの状況報告と改善・教育を実施。食品衛生に関する内容について教育する。(OFFJT教育)	作業状況に応じて検討し実施						作業状況に応じて検討し実施					
新人教育	新人(社員、パート、アルバイト)	入社時に随時実施	工場入退出・衛生提出手順書を基に工場入退出事項、工場内での注意事項、食品の取扱いについて、安全衛生についての教育。(OJT、OFFJT教育)	入社時に随時実施											

事例4　備後漬物における食品衛生7Sの取組み

工場長、製造社員、品質管理部のスタッフと一緒に工場内を巡回して改善箇所の写真を撮り、改善箇所の指摘内容の説明をコンサルタントが行います。その指摘事項に沿って、翌月の食品衛生7S委員会までに改善を行い、各担当者が改善内容を報告してコンサルタントがアドバイスをします。食品衛生7S委員会以外では、製造社員が全員参加する製造会議、各ラインの現場作業員が全員参加するライン会議を行い、食品衛生7Sの内容、その他製造時に気づいた内容などを報告して話し合いを行っています。

4 改善事例

4.1 整理
(1) ダンボール箱の整理
　不要になったダンボールを空いているスペースにとりあえず置き、そのまま忘れていつまでも置かれていました(**写真2**)。改善後、不要なダンボールを廃棄したことによって、空きスペースに必要なものを置くこ

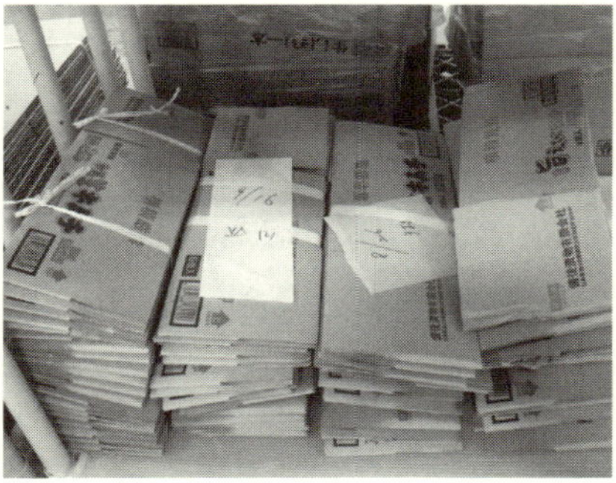

〈改善前〉 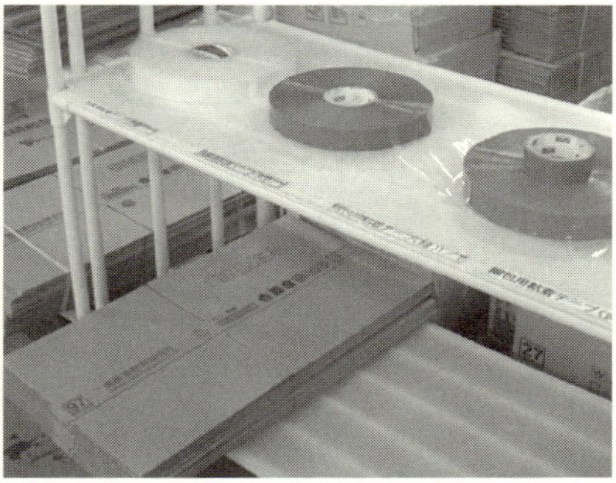　　　　　　　　　〈改善後〉

写真2　ダンボール箱の置き場

第Ⅱ部 事例編

とができるようになり、置き場の有効利用が可能になりました。

（2）備品の整理

ちょい置きのつもりがいつの間にか常時置かれるようになり、過剰に備品が置かれていることがありました（**写真3**）。そこで、過剰な備品を取り除き、必要なもののみを定位置管理するようにしました。

（3）宅急便の荷物置き場の整理

宅急便の一時置き場に、不必要になった荷物が置きっ放しになり荷物が散乱している状態でした（**写真4**）。そこで、不必要になった荷物を取り除くことによって、必要な荷物を探しやすくなり、スペースの有効利

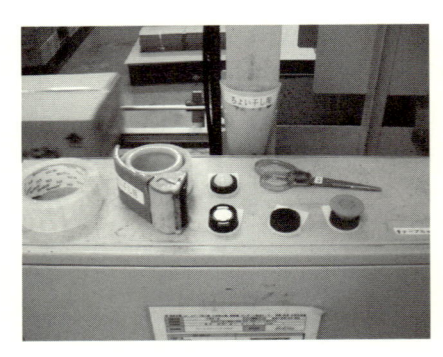

〈改善前〉　　　　　〈改善後〉　拡大

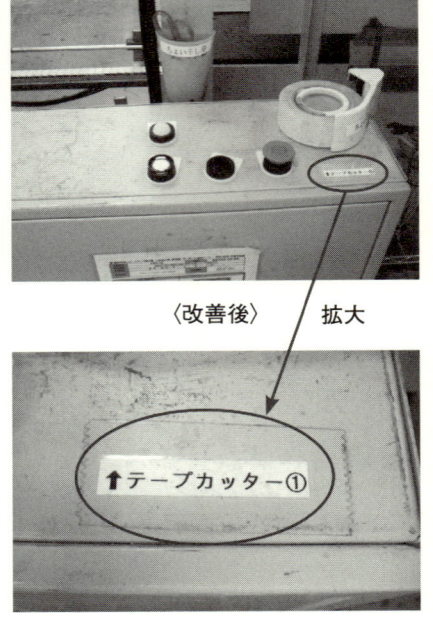

写真3　備品置き場

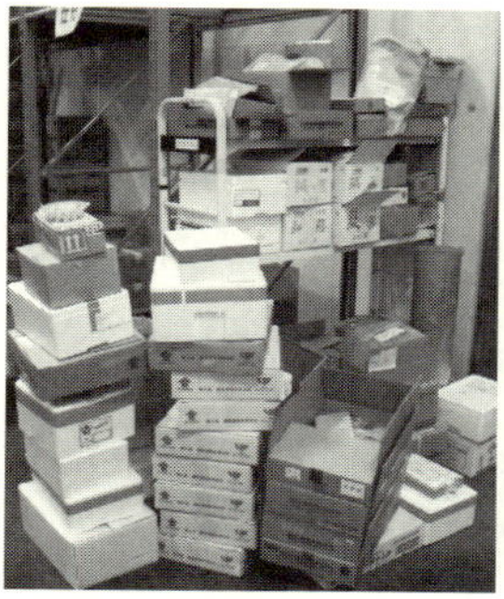

〈改善前〉 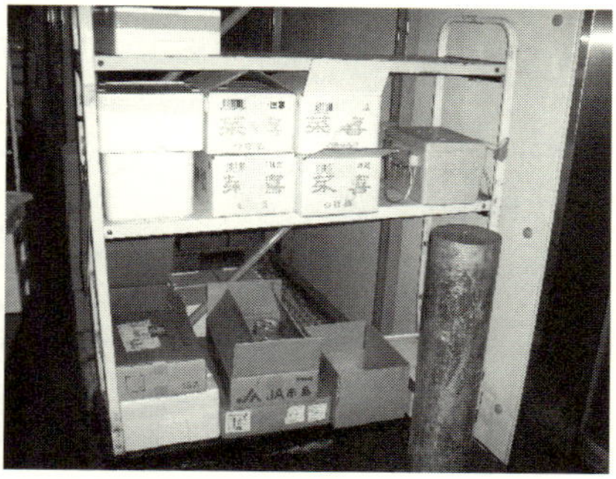　　　　　〈改善後〉
写真4　宅急便の荷物置き場

用が可能になりました。

4.2　整頓

(1)　作業台車の定位置管理

　作業終了後の台車の置き場所が決まっていないため、乱雑に置かれていました(**写真5**)。そこで、作業終了後の台車の置き場を定め、また、台車には使用場所の表示と台数管理ができるように表示を行い管理しています。

(2)　備品類の定位置定数管理1

　備品類の置き場には定位置管理ができるように表示をつけていましたが、保管しておくべき数量が明記されていなかったため、欠品することがありました。そこで、改めて必要な備品類と数量を見直し、置き場を明確にして定位置・定数管理を行うようにしています(**写真6**)。

(3)　備品類の定位置定数管理2

　備品類の置き場が不明確で、乱雑に置かれていました(**写真7**)。その

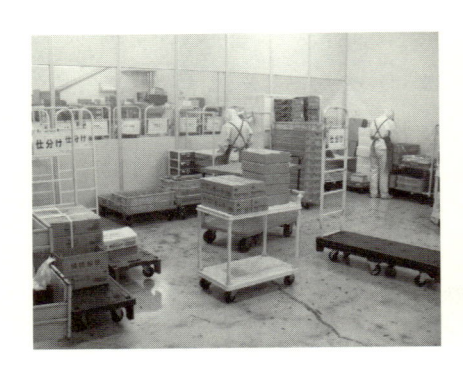

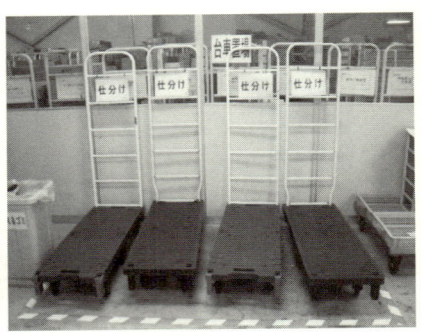

〈改善前〉　〈改善後〉

写真5　作業現場(仕分け作業場)

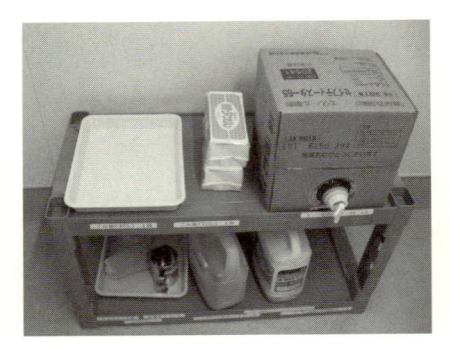

〈改善前〉　〈改善後〉　拡大

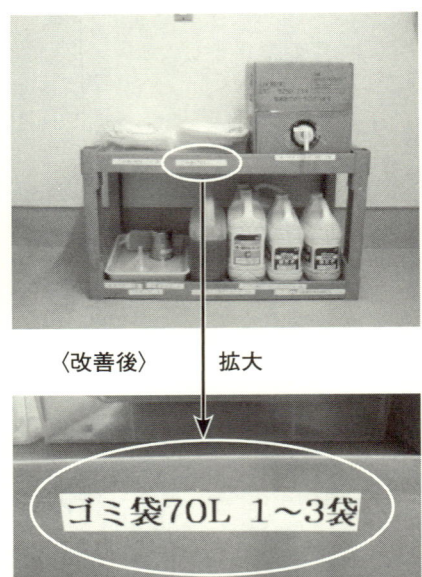

ゴミ袋70L　1〜3袋

写真6　備品類の置き場1

ため、使用備品の管理が不十分な状態(容器が乾燥しないため、カビの発生につながる)になっていました。そこで、備品を置くラックを設置し、備品類が保管中に乾燥しやすいように改善しました。また、定位

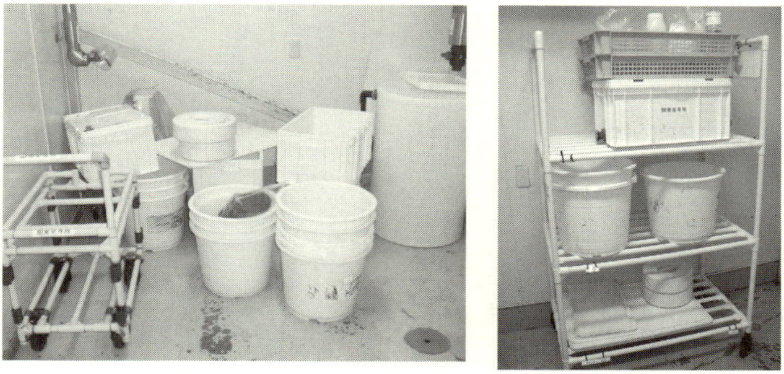

事例 4　備後漬物における食品衛生 7S の取組み

〈改善前〉　　　　　　　　　〈改善後〉

写真 7　備品類の置き場 2

置・定数管理ができるように表示をつけて管理するようにしました。

（4）資材置き場の定位置管理

新商品の包材などの置き場がないため、空いているスペースに資材を置いてしまい、その結果、定位置管理が守られていませんでした（**写真 8**）。そこで、定位置を表示しているラベルをマグネットラベルに変えて、新商品、終売商品などの包材の入れ替わりに迅速に対応できるようにしました。

（5）火災報知機前の管理

火災報知機の前にものが置かれており、いざというときに使用できない状態になっていました（**写真 9**）。そこで、火災報知機の前には、いざというときに使用できるようにものを置かないことを示すラインを黄色のテープで引いてはっきりとした表示をつけています。

（6）工具類の管理

工具箱には乱雑に工具が入れられており、必要な工具を探すのに時間

第Ⅱ部 事例編

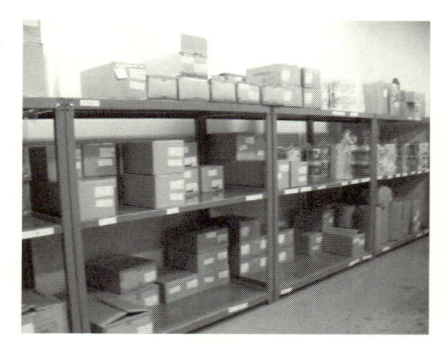

〈改善前〉　　　　　　　　〈改善後〉　　拡大

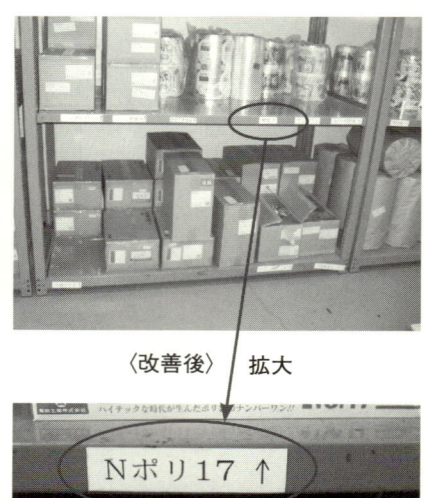

Nポリ17 ↑

写真8　資材置き場

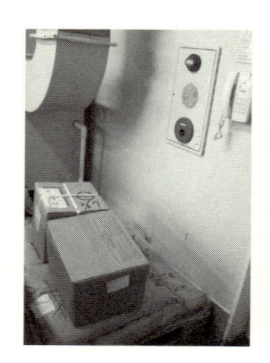

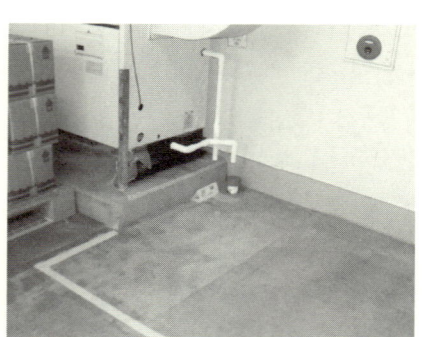

〈改善前〉　　　　　　　　〈改善後〉

写真9　火災報知機の周辺

がかかりました。また、使われた工具が戻ってきているのかわからない状態でした（**写真10**）。そこで、これまでの工具箱への保管はやめて、台車にボードを貼り付け、工具別に表示をつけて定位置・定数管理ができるようにしました。台車に載せたおかげで持ち運びも楽になりました。

事例 4　備後漬物における食品衛生 7S の取組み

〈改善前〉

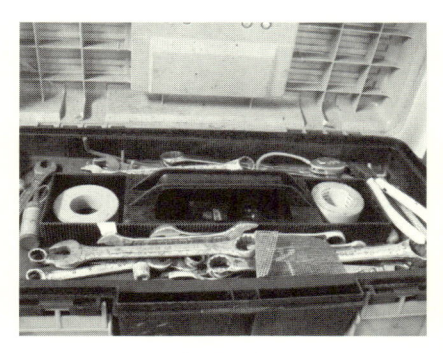

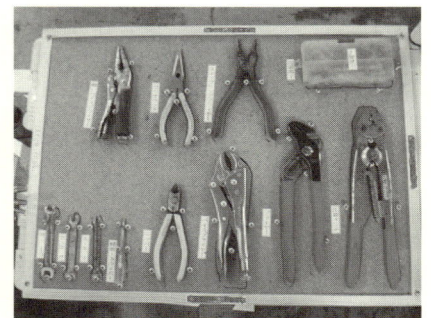

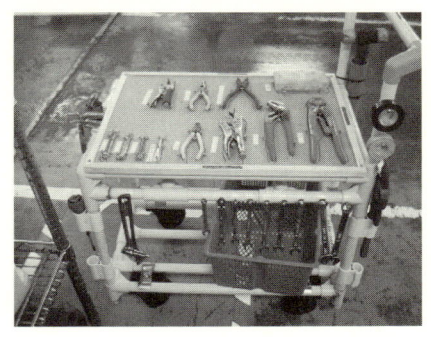

〈改善後〉

写真 10　工具類

4.3　清掃

（1）資材置き場の床の清掃

　清掃の頻度が決められていなかったダンボールなどの資材置き場の隅の床にゴミや埃が溜まっていました（**写真 11**）。そこで、毎週木曜日に清掃するようにルールを決めて清掃しています。

（2）エプロン置き場のラック

　湿気が多い箇所にはカビが発生しやすく、ふだん人の目に触れないラックの裏側、隅などの箇所は清掃が行き届いていませんでした（**写真 12**）。そこで、日頃から現場作業員が清掃が、不十分な箇所がないかチ

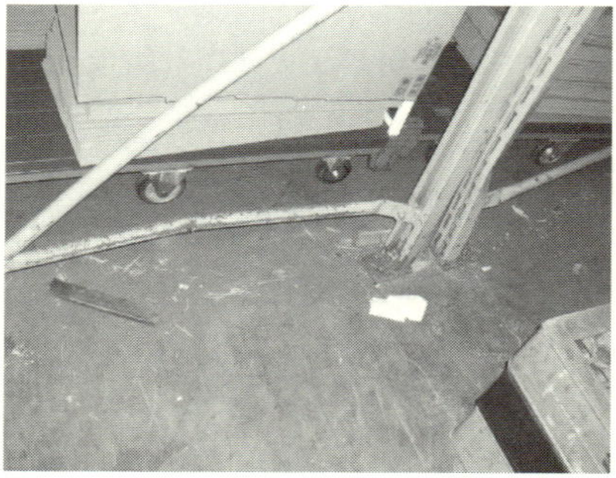

〈改善前〉 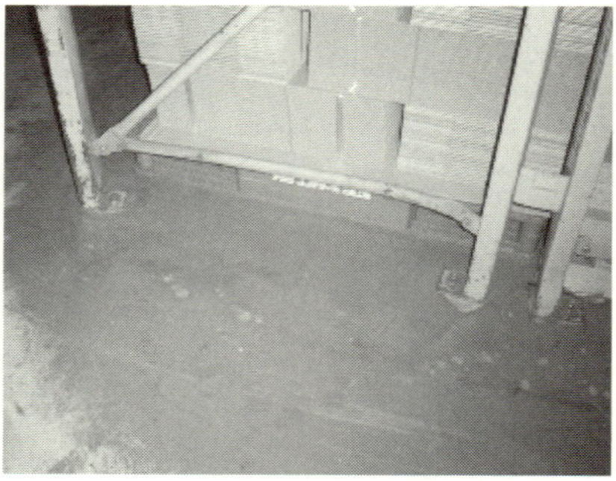　　　　　　　　　　　〈改善後〉

写真 11　資材置き場の床

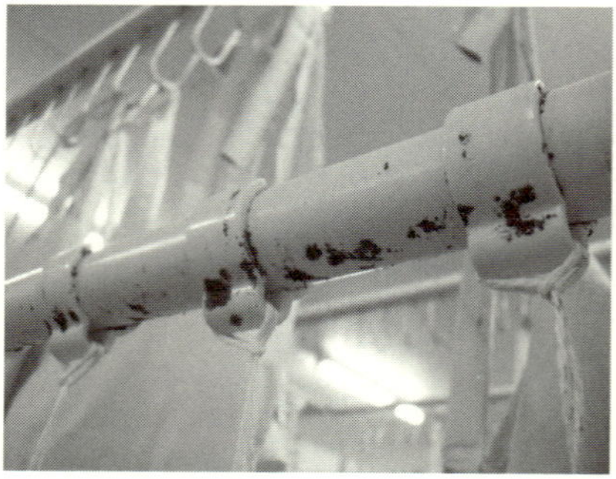

〈改善前〉 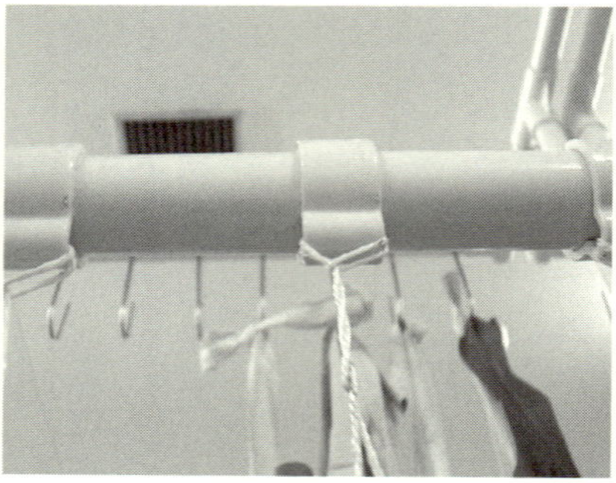　　　　　　　　　　　〈改善後〉

写真 12　エプロン置き場のラック

ェックするように心掛けて作業を行い、確認された箇所については優先順位をつけて清掃を行うようにしています。

（3）製造工程（白菜加工工程）

　原料白菜の搬送コンベアから原料白菜がこぼれ落ちている箇所がありました（写真 13）。そこで、原料白菜コンベアにガイドを設置して白菜がこぼれないようにしました。

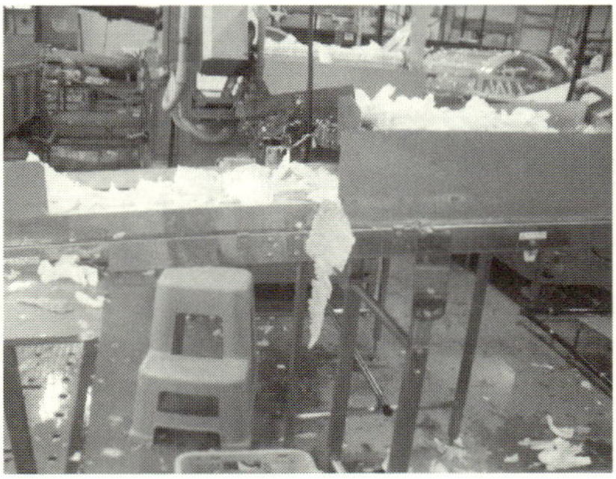

事例4　備後漬物における食品衛生7Sの取組み

〈改善前〉 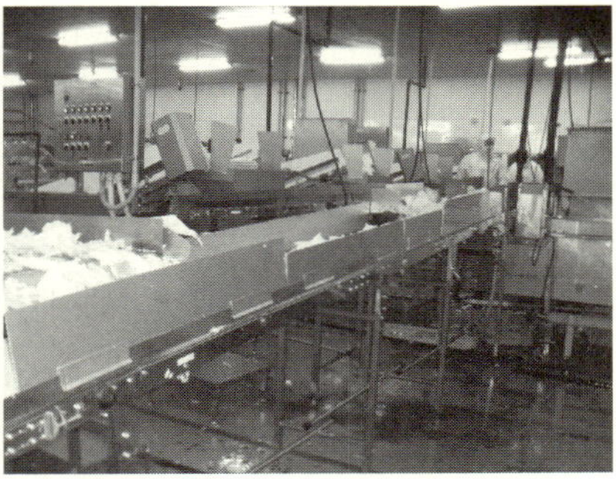　　　　　　　　　　〈改善後〉

写真13　白菜加工工程

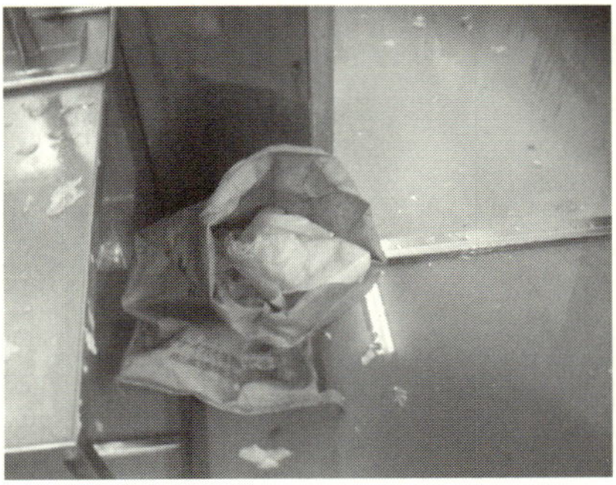

〈改善前〉 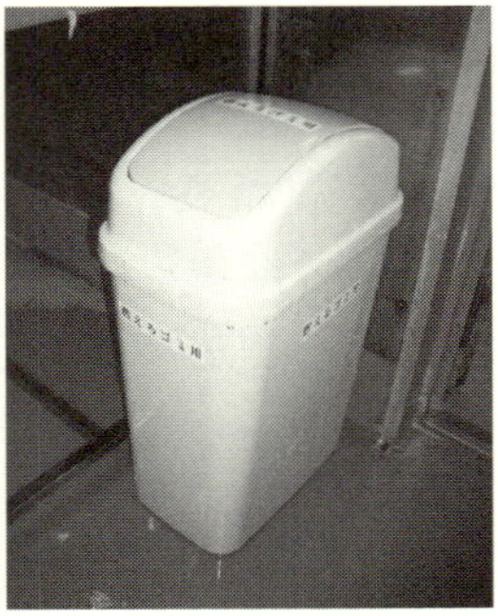　　　　　　　　　　〈改善後〉

写真14　ゴミ箱

（4）ゴミ箱

　不要になった紙袋をゴミ箱として使用していました（**写真14**）。そのため、紙袋の一部が異物として混入する恐れがありました。そこで、不要になった紙袋をゴミ箱として再利用することを禁止し、新たに専用のゴミ箱を設置しました。

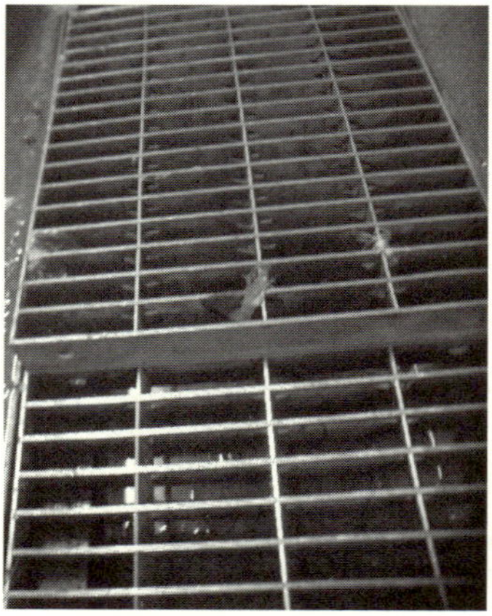

〈改善前〉 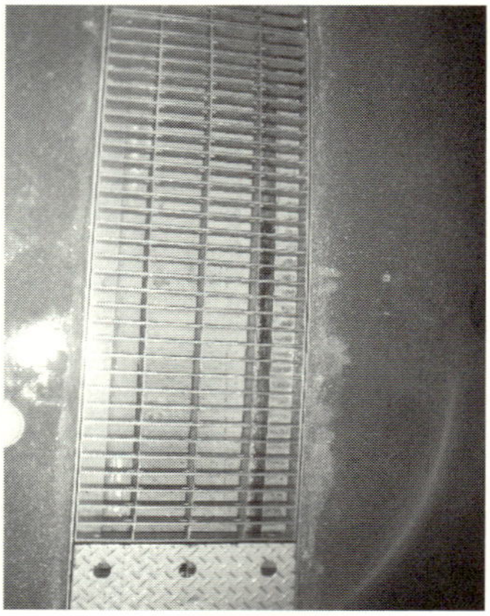　　　　　　　　　　〈改善後〉

写真 15　グレーチング

(5) グレーチング

　グレーチングは非常に汚れやすい箇所です。従来、グレーチングに野菜くずや水垢などが付着して、虫や腐敗臭の発生原因になっていました（**写真 15**）。今までは、清掃頻度を決めずに不定期で清掃を行っていましたが、毎日、担当者が清掃し、野菜くずなどが蓄積しないように管理しています。

4.4　躾

　全作業員（正社員、パート従業員、アルバイト、派遣社員）に決めたルール、手順などを周知徹底するため、毎日の朝礼・昼礼時に製造責任者が気づいた点などの報告を行っております。また、全作業員が参加し、月に1回実施するライン別ミーティングで、現場作業員からの改善依頼などについての意見や質問についても話し合います。ミーティングを行うことによって、ライン責任者が気づかなかった問題点を発見することがあり、作業環境の改善につながっています。

食品衛生7S導入後、徐々に作業員にその必要性が浸透してきましたが、まだ十分に理解していない作業員がいるのが現実です。そこで、意識づけのための取組みとして、各ライン責任者が参加する製造会議で気づいたことや問題点などについて報告し、その内容について話し合っています。その会議で決まったルールは、翌日の朝礼および昼礼時にライン責任者から作業員に周知し、迅速に対応するようにしています。

新しく入社した作業員にルールや作業手順などを周知徹底するために、ライン責任者からの教育に加え、作業現場にルールや作業手順などを掲示するように改善しました。

4.5　食品衛生7Sの運用

食品衛生7Sを導入した当初は、品質管理部が主体になって活動していました。指摘事項の改善は、品質管理部のスタッフが改善策を考え、決まった内容を製造作業員に改善するようにしていました。しかし、このような進め方では、製造作業員にはやらされ感が生まれます。したがって、なかなか食品衛生7Sが浸透しない状況が続きました。

その後、導入から1年が経ったところで、改善活動の主体を品質管理部から製造部に切り替えました。指摘事項については、ライン責任者が担当者になり作業員（パート従業員、アルバイト、派遣社員）と話し合いながら改善策を考え、改善するようにしました。このことによって、作業員の間に「自分たちで決めたルールは守ろう」という意識が定着し、徐々に食品衛生7S活動が徹底されるようになりました。

5　食品衛生7Sのポイント

（1）やり抜くための強力な意志

食品衛生7Sを推進するうえで最も大切なことは、食品衛生7Sを絶

対にやり抜こうという強力な意志をもつことだと思います。この意志を絶やさずに継続することが大切です。

（2）会社を挙げた取組みに

食品衛生 7S は、個人で行うものではなく、会社を挙げて行うものですから、全従業員のやる気を引き出さなければなりません。また、せっかく出てきたやる気を維持していくことも重要です。

（3）チームリーダーとライン責任者の動きが重要

漫然と食品衛生 7S に取り組んでも事は進まず、変化はありません。上記（1）、（2）項をうまくやるには、食品衛生 7S の活動を牽引する「チームリーダー」のまとめる力が重要になってきます。そのため、チームリーダーは作業員とコミュニケーションをとる際に作業員がどこまで認識し、理解しているかを確認しなければなりません。

また、作業員のお手本となる「ライン責任者」の行動も重要です。作業員は、ライン責任者からの教育とライン責任者の行動から食品衛生 7S を学ぶことが多いものです。そのため、ライン責任者がルールを守らなかったりすると、それを見ていた作業員は、当たり前のようにルールを守らなくなります。

チームリーダーが各ライン責任者に教育・確認し、その後、各ライン責任者が作業員に教育・確認するという流れを継続することが重要です。

6 おわりに

食品衛生 7S は、今後、食品を製造する工場では最低限必要になってくると思います。お客様へ安心・安全な食品を提供する義務を守るため、当社は食品衛生 7S を永久に継続する決意で取り組んでいます。

事例4　備後漬物における食品衛生7Sの取組み

　今まで工場内の作業スペースが狭いと感じておりました。しかし、整理・整頓し、定位置・定数管理を行うことで、無駄なスペースがいかに多かったかがわかりました。無駄なものがなくなったことで作業スペースが広がり、とても作業しやすい環境になりました。また、作業環境が改善されたことにより作業自体に活気があふれ作業効率も改善されてきています。食品衛生7Sは、まだ導入していない企業の方々に是非ともお勧めしたい手法です。

　最後に、当社の食品衛生7Sの指導を担当していただいた角野久史先生、ならびに東洋産業㈱の皆さまに心からお礼申し上げます。

事例5
丸福食品における
食品衛生7Sの取組み

丸福食品㈱　常務取締役　**松田　匡史**

1　会社概要

　当社は、2007年4月まで、豆腐、油揚げを製造していましたが、2007年6月工場内を改装し、厚焼き玉子・だし巻玉子の製造を始め、取引先のグリーンフーズの専用工場（**写真1**）として、操業しています。製造する玉子製品の90％は、業務用として関西・東海地方の大手スーパー、コンビニエンスストア、回転寿司店などに出荷しています。

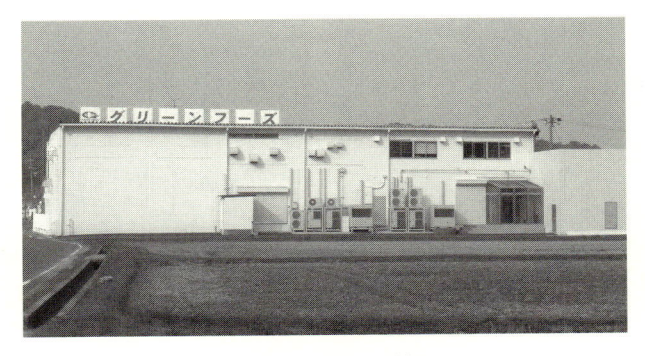

写真1　工場の外観

従業員70名のうち社員が16名で、その他はパート従業員やアルバイトとなり、365日24時間体制で稼働しています。1日の生産量は約15,000パック、液卵使用量は約4トンで、これは卵に換算すると、約8万個分になります。

当社の玉子焼きは、半自動の焼成機で手間をかけながら、少しでも家庭の焼き方に近い「家庭でお母さんがつくる玉子焼き」を目指しており、真心のこもった製品づくりをモットーとしています。

玉子焼きはお客様の要望により、工場内でさまざまな大きさにカットして出荷するので、お客様のところでは、そのまま握り寿司用のネタ、巻寿司用のネタ、弁当のおかずなどに使用できます(**写真2**)。

当社は食品企業として、積極的に食品の安全・安心への取組みを推進しています。2008年2月に㈳日本惣菜協会のHACCPを認証取得し、HACCP手法にもとづいて製造工程を管理しています。2010年2月には、環境マネジメントシステムの「エコアクション21」を取得し、CO_2排出量・廃棄物量・排水量の削減など環境問題にも取り組んでいます。

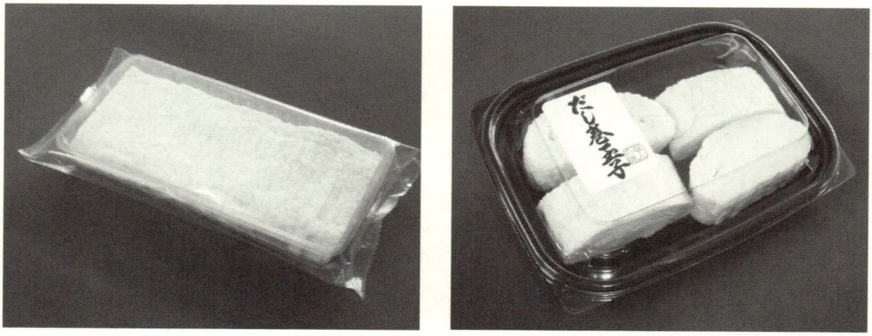

写真2 当社製品

2 食品衛生7S導入の契機

　当社では、以前から5S活動に取り組んでいました。今までは、お客様が来社される前に、全員でいっせいに整理・整頓・清掃をしました。しかし、しばらくすると、また元のように汚れたり、散らかってしまっていました。道具や備品などの置き場所が決められていないので、使用後に紛失することも多々ありました。それは、工場内で行っている整理・整頓が自己流によるもので、5S活動を継続する仕組みがなかったからだと思います。工場周辺は、5Sがまったくできていませんでした。製造工程はHACCP手法による管理で安全な製品づくりをしていますが、製造環境の整備や教育・躾などは、十分な対応ができていないと感じていました。

　そうした矢先に、取引先からコンサルタントを紹介され、食品衛生7Sを導入することになりました。そして、2009年2月に食品衛生7S活動のキックオフをしました。7S推進委員会の体制は、図1に示すとおりです。

3 食品衛生7Sの推進体制

　当社の取組みの進め方は、以下のとおりです。まず、コンサルタント

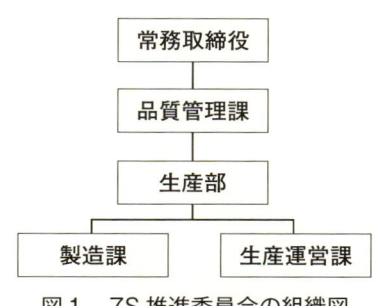

```
        常務取締役
            │
        品質管理課
            │
         生産部
        ┌───┴───┐
      製造課   生産運営課
```

図1　7S推進委員会の組織図

が、40〜50日おきに来社して前回の指摘事項の進捗状況を確認します。その後、工場内を巡回し、改善点の確認と新たな問題点を指摘します。工場内の巡回後、品質管理課のメンバーがカメラで撮影した指摘事項を7S推進委員会で意見交換しながら確認します。続いて、コンサルタントが中心になって食の安全・安心に関するトピックスや他社の活動事例などの勉強会を行います。質疑応答などの後で、今回指摘された問題点を品質管理課が書類にまとめる作業を行います。2、3日後には、生産部の社員全員に配付します。そして、生産部の各部署では、コンサルタントが次に来社するときまでに改善することになっています。しかし、改善方法がわからないときや現場でうまくかないときには、生産部と品質管理課の社員でミーティングを行い、全員で知恵を出し合い問題解決策をまとめます。改善結果は、品質管理課のメンバーが確認してカメラで撮影し、次回の7S推進委員会で発表します。

　活動当初は、品質管理課のメンバーだけが取り組むといった状況で、生産部は、「生産が忙しい」と言って、なかなか改善が進みませんでした。しかし、改善の効果が表れると次第に取り組むようになりました。

　最近では、自分たちでも定期的に工場内を巡回して問題点を発見し、改善を進めるようになっています。

4 改善事例

4.1 整理・整頓
(1) スライサー道具入れ

　1〜3号の部品を同じ一つの道具入れに入れていました。そのため、それぞれ個別の数量管理ができず、部品の紛失がありました。そこで、スライサー部品と道具類の置き場所を決め、数量管理をできるようにし

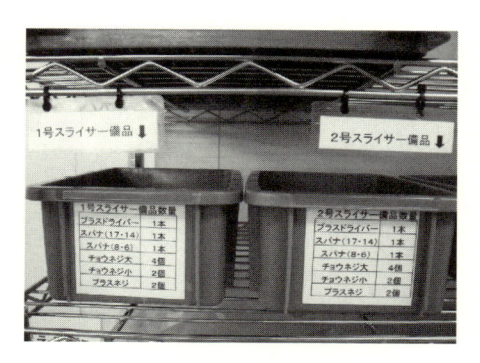

事例5　丸福食品における食品衛生7Sの取組み

写真3　数量管理した道具入れ

ました。その結果、以前のような部品の紛失がなくなりました（写真3）。

（2）原材料倉庫内にラックを設置

　従来、原材料はパレットの上に重ねられており、リフトで取り出していました（写真4）。そのため、下に置かれている原材料を取り出すのに手間がかかっていました。そこで、ラックを設置して、保管することにより原材料の出し入れがスムーズになりました。また、スペースを有効活用できるようになりました。

（3）ラミネート表示

　玉子焼の形状、サイズは同じであっても、原材料の配合によって味が異なるので、製品名をラミネート表示することにより、製品を混同しないようにしました（写真5）。そのラミネート表示には、製造日、ロットなどを記入したシールを貼っており、先入れ先出しの日付け管理やトレーサビリティを確保できるようにしています。また、誰が見てもすぐにわかるように、配合別にラミネート表示の色も変えました。同様に冷蔵庫内の置き場所も同じ表示の色をつけると、誰でもすぐに識別できるようになり、整理・整頓ができます。そうすることで、手間をかけずに

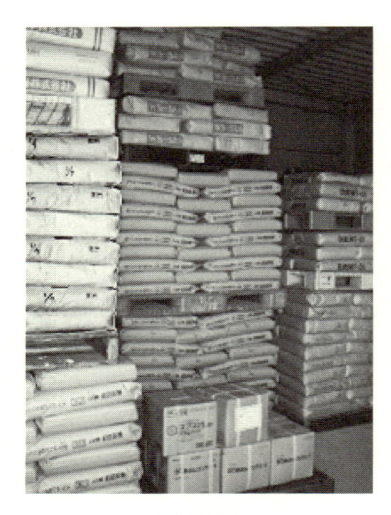

〈改善前〉　　　　　　　　　　　　〈改善後〉

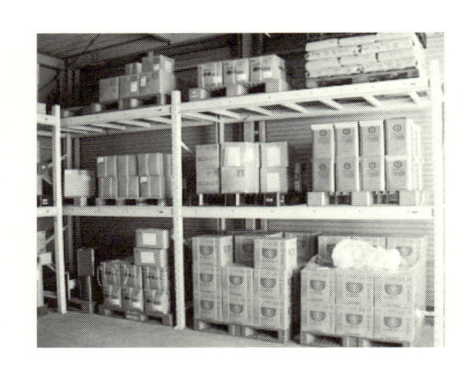

写真4　原材料倉庫のラック

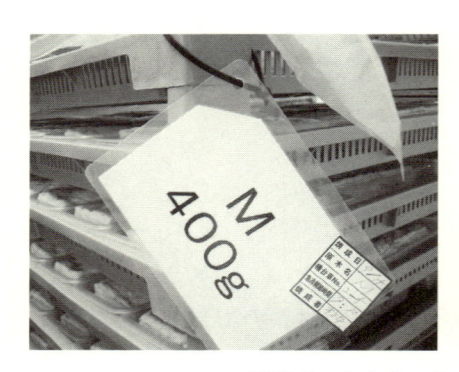

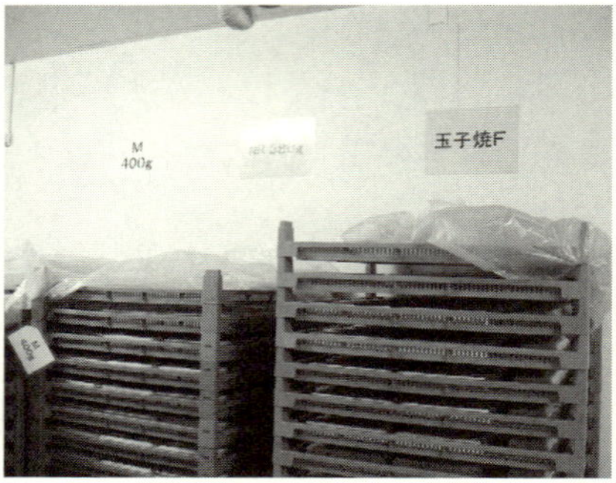

写真5　ラミネート表示と置き場所表示

取り出しができるようになりました。

（4）消火器

　従来、消火器は床に設置されており、その下と周辺にゴミが溜まりやすく清掃が行き届かない状態でした。そこで、壁に消火器台を設置して

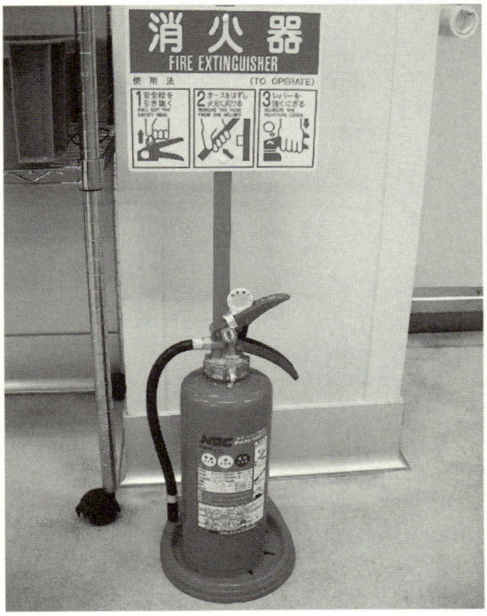

事例5　丸福食品における食品衛生7Sの取組み

〈改善前〉 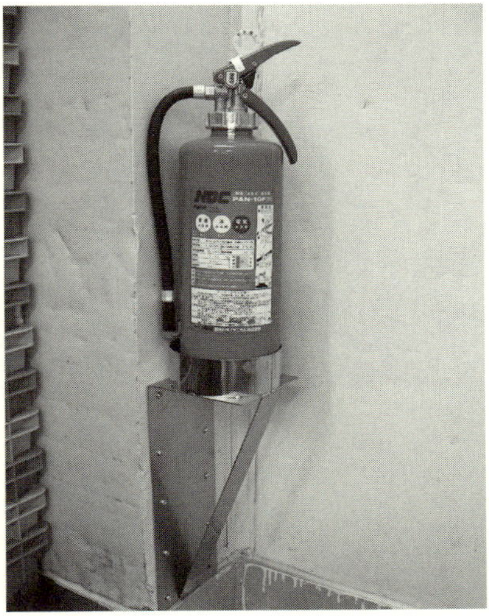　　　　　　　　　　　　〈改善後〉

写真6　消火器置き場

床を清掃しやすくすることで、清潔に保てるようにしました（写真6）。

（5）洗剤容器の変更

　従来、洗剤のボトルは、プラスチックのケースに入れて使用しておりました（写真7）。そこで、洗剤の仕入先に交渉し、容器にコックをつけてそのまま使用できるようにしました。また、容器をリサイクルすることによって、ゴミ排出量が削減され、廃棄の手間も省けました。

（6）殺菌用のアルコール入れ

　従来、殺菌用アルコールは、一斗缶から専用容器に移し替えて使用していました（写真8）。そこで、移替えの手間を省くため、直接、一斗缶から使用できる道具を使うことにしました。これによって、移し替える手間と容器を清掃する手間が省けました。

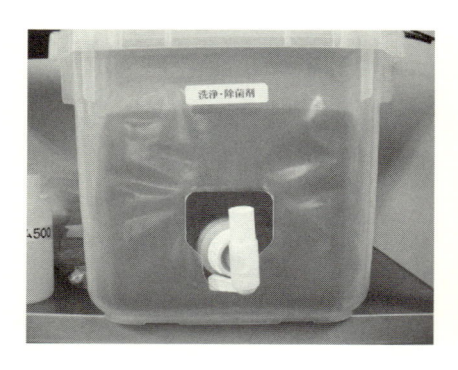

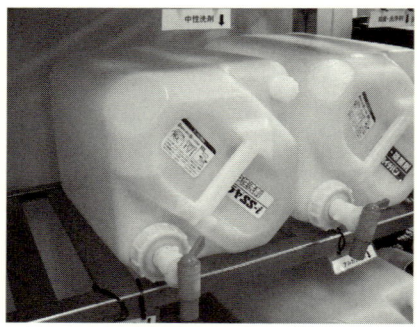

〈改善前〉　　　　　　　　〈改善後〉

写真7　洗剤容器

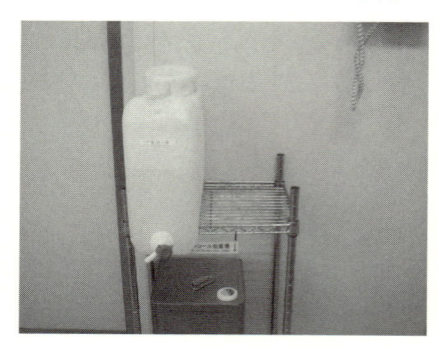

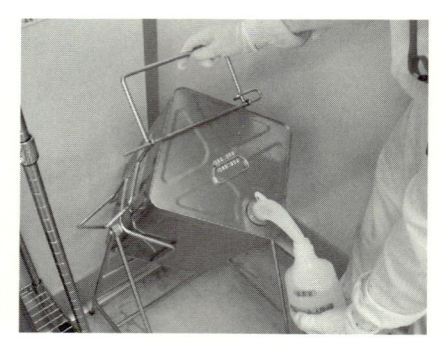

〈改善前〉　　　　　　　　〈改善後〉

写真8　アルコールの移替え

4.2　躾

（1）ルールの外国語表示

　中国や南米出身の従業員のなかには、日本語を十分に理解できない人もいます。言葉の壁を越えて、同じ意識をもって工場内の衛生ルールを遵守した作業ができるようにすることに苦労しています。そこで、作業に従事する外国人の従業員にもルールを守ってもらうように、各国語に翻訳したルールやマニュアルを掲示しました（**写真9**）。まず、品質管理課で翻訳ソフトを使用して翻訳します。その後、作成したものを日本語

事例5　丸福食品における食品衛生7Sの取組み

> 私服にローラー掛けをしてから
> 作業服に着替えて下さい
> 把滚子架做成便服之后
> 工作衣服请换衣服
> Cambie su ropa a ra ropa de trabajo después de pasarse el rodillo a la ropa lana

写真9　3カ国語でルールを並記

がわかる外国人の従業員に内容を確認してもらい、問題がなければ使用するようにしました。おかげで、外国人の従業員も正しくルールを理解することができ、現場のルールが守られるようになりました。

5 食品衛生7Sのポイント

（1）全社を挙げた活動にする

　食品衛生7Sの取組みを成功させるには、品質管理担当者や社員だけでなく、全従業員を巻き込み、当事者意識をもたせなければなりません。当事者意識をもたせるために、食堂の掲示版に巡回の指摘事項を掲示して、全従業員が関心をもつようにしました（写真10）。

　また、ルールや仕組みを決めるときには、会議室の中だけで決めずに、生産現場で考えることが重要です。現場担当者の意見を聞いたり、実際にやってみたうえで決めないと担当者が納得しません。ルールや仕組みは、状況により適宜、見直さないと陳腐化することがあります。したがって、社員が常に問題意識をもって、より良い方法を考えるようにすることが大切だと思います。また、新しくルールを決めたり、変更したりするときには、生産現場の担当者になぜ必要なのかを納得するまで説明

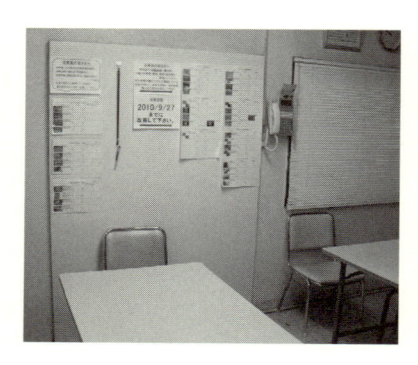

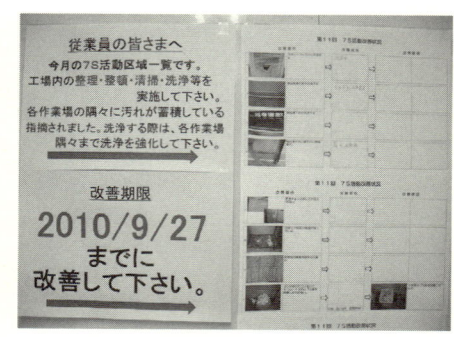

写真10　全従業員に関心をもたせる工夫

しなければなりません。

　社員は、生産ラインだけでなく全体を見ること、問題点を発見して解決すること、従業員どうしが協力し合い、うまくPDCAのサイクルが回る仕組みを考えることなどマネジメントの向上を心がけています。改善が進んでくると、少しずつハードルを上げてレベルを上げるように心がけています。現状に満足せずに、常に上を目指すことでマンネリ化を防いでいます。

（2）ていねいに教育する

　熟練した従業員が辞めて、新しく採用された人が初めて現場で作業するときには、一から教えなければなりません。教育にはわかりやすいマニュアルを作成し、作業中でも大切なことがすぐにわかるように現場の壁に表示したり、教育係を決めてマンツーマンで指導できるようにして、早くルールを覚えられるようにしました。今後は、外国人の従業員にもわかるように、当該外国語のマニュアルをさらに良くすることも重要だと思います。

　工場は24時間体制なのですが、昼間の管理と比べると深夜の管理は不十分な点があります。そこで深夜の責任者との対話を増やして改善が

できるように工夫しました。昼間と深夜の担当者を定期的に交替させて、それぞれの勤務状況を知ることで、全体が共通意識をもつようになりました。その結果、食品衛生7Sで取り組む内容や問題点について、同じ目線で取り組むことができるようになり、改善などがスムーズにいくようになりました。まだまだ十分ではないところもありますので、気がついた点があれば、連絡事項などをノートに書いて伝達できるようにしています。

(3) 他社の良い点に学ぶ

　取引先の紹介で、他社の工場を見学する機会や勉強会への参加も増えました。そうした機会を捉えて、自分たちの工場でうまくいっていないところを直接質問したり、現場で行われている良い点を積極的に吸収するようにしています。見学会や勉強会に参加することで、それぞれの現場の苦労がわかり、清掃道具の導入事例や使い方、現場で行う洗浄方法、ルールなどのポイントを学べるというメリットがありました。整理・整頓をしっかりされているところでは、どこでも全社活動として浸透していることに驚きました。他社の事例には自分たちの工場に適した方法を見つけるヒントがあるので、たいへん良かったと思います。

6　食品衛生7S活動がもたらした効果

　食品衛生7S活動を継続していくうちに、現場も少しずつ変化していきました。また、従業員の意識も少しずつ変化していきました。これまでは、予定している1日の生産量をつくることしか頭にありませんでした。しかし、食品衛生7S活動が浸透するようになると、環境整備や品質も考えるようになってきました。

　主な効果として、次の3つのことが挙げられます。

① 無意識のうちに従業員の意識変化が起こり、社員や従業員が考えて仕事をするようになってムダを発見し改善するようになりました。仕事のミスが減ってきましたので、人材が育ってきたことを強く感じます。
② 整理・整頓が行き届いてくると、道具類、備品、包材などを探す時間が短縮でき、紛失することもなくなってきました。
③ 工場内に不要物が置かれていないので、生産スペースを有効に利用でき、効率的に仕事をできるようになりました。

7 食品衛生 7S に取り組んだ感想

（1）入社 3 年目　生産部・男性

① 7S 活動スタート

　7S が始まった頃は、社員、パート従業員を問わず一人ひとりの 7S に対する意識が低い状況でした。社員からは、「言われたことだけすればいい」「こんな指摘は改善できない」などの声がありました。ある社員は、「7S 活動で指摘されることなど、わざわざ先生を呼ばなくても自分たちで改善できる」と話していました。しかし、7S 活動で指摘されなければ問題意識をもつこともなく、今のような改善もできなかったように思います。

　パート従業員も、「そんな難しいことを言われてもわからない」「社員がやればいい」などの意見が多く、当初は工場全体が 7S 活動に対する意識が低く、活動自体、消極的でした。

② 社員の意識変化

　7S 活動の回数を重ねるごとに、「何でこんなことまでしないといけないの」と言いながらも実施するようになり、少しずつ改善が見られる

ようになりました。パート従業員からすれば、こんなものにまで表示をつける必要があるのかと思われるような細かなところにまで表示をつけました。すると、誰が見てもその場所に何があるのかが、わかるようになり、作業効率も上がるようになりました。

③　現場パート従業員一人ひとりの意識変化

7Sの指摘事項が食堂に掲示されるようになり、社員だけではなく、現場のパート従業員にもその詳細を知らせるようになりました。パート従業員一人ひとりが7Sに対して問題意識をもつようになり、「社員がしてくれる」という考えから、「自分たちもしなければいけない」と考え行動するようになりました。

社員からの改善のお願いに対して、今までは、「できない」の一点張りが多かったのですが、「わかりました」と快諾し、リーダーとなるパート従業員がほかの従業員に対して指示や指導をしてくれるようになりました。その結果、リーダー以外のパート従業員も、積極的に行動してくれるようになりました。

④　変わりゆく工場

最近では、自分たちで現場を見回って問題点を発見し、社内改善事項として現場に指示をして、改善するという7S活動が実践されています。自分たちから行動していることに工場全体の意識変化を感じています。今まで清掃されていなかったような備品ケースが定期清掃されるようになったり、工場内の隅や棚の後ろなどゴミが溜まりやすいところが、棚などの配置を変更することでゴミが溜まりにくくなり、清潔な状態が保たれるようになりました。洗浄・殺菌のルールが明確になり、従業員に対して改善指示や指導などがスムーズにできるようになりました。しかし、まだまだコンサルタントに頼りきった改善であり、自立した改善と

はいえません。まだまだ、改善しなければいけない点が多く残されていると思います。

この7S活動をとおして、一人ひとりの意識変化が、工場全体を少しずつ変化させる原動力になり、人が中心となって工場が動いていることを感じることができました。7Sを推進するには、躾が重要であると実感しています。

（2） 入社2年目　生産運営課・女性

7S活動に取り組む前の工場でも、置き場所表示などは多少していましたが、表示をつけていない道具類に関しては、「皆がいつもここに置いているから」という理由で、置き場所になっていました。ですから、新しく採用した人に教育が行き届かずに、備品が紛失することがよくありました。最初は、社員もパート従業員も取り組む姿勢が見られず、コンサルタントに指摘された場所だけを改善していました。

私は、主に工場内の表示（ラミネート）作成を担当しています。各部署の社員に依頼された表示を作成しても、事務所の机に置いたまま表示しないことが多々ありました。せっかく作成したのに残念な気持ちになりました。また、工場内の表示が汚れてボロボロになっていても、現場の社員やパート従業員は、いつまでもそのまま工場内に表示したままでした。

社員の一人ひとりが7S活動に積極的に取り組むようになると、以前と違ってコンサルタントが来るからではなく、皆が作業しやすいように、工場内の道具などの細かい置き場所表示をするようになりました。以前は、社員が表示の作成依頼をしていましたが、現在ではパート従業員から工場内にある汚れた表示の作成依頼がくるようになり、作成した翌日には必ず新しいものに交換されるようになりました。

表示だけでなく、作業終了後の清掃・洗浄・殺菌のマニュアルも作成

するようになり、人によってムラがあった掃除も、マニュアルどおりに細かいところまでしっかりと清掃・洗浄できるようになりました。

ATP測定器で、直接製品が触れる箇所の洗浄・殺菌がきちんとできているかを調べたところ、見た目は綺麗にできていると思った箇所が意外と汚れていました。その現状を写真に撮り食堂に掲示することで、今では社員だけでなくパート従業員も洗浄・殺菌の重要性を理解して仕事に取り組めるようになっています。

7S活動もまだ途中ですから、工場内にはまだまだ表示などをできていない箇所もあり、改善できる箇所は数多くあると思います。「誰かがしてくれるだろう」ではなく、一人ひとりが積極的に取り組んでいかなければ工場は良くならないと思います。これからも、7S活動に取り組み、作業効率を上げ、より良い製品をお客様にお届けすることが私たちのやるべきことだと思います。まだまだ至らないところもありますが、パート従業員とコミュニケーションをとりながら、工場内の改善に励んでいきます。

8 おわりに

今後、食品製造業界は、ますます食の安全や透明性が求められています。当社は、これからも現状に満足することなく常に衛生管理の向上を目指し、食品衛生7S活動を継続していきます。この食品衛生7S活動を通じて体験したことは、工場が良くなってくると現場が明るくなり隅々まで気が配られるようになることです。社員や従業員が自分たちから、作業の運用方法などに創意工夫や知恵を出すことで、仕事に対する責任が強くなりました。また、コミュニケーションも良くなり、工場内の風通しも良く、皆で協力しあって仕事ができるようになってきました。工場内の機械、道具類、設備には、愛情のこもったメンテナンスがなさ

れています。今後も、食品衛生7Sを土台にしてお客様に満足していただける製品「家庭でお母さんがつくる玉子焼き」を目指し、真心のこもった製品づくりに励んでいきます。そして、お客様だけではなく、全社員・従業員の幸せな家庭づくりを目指していきたいと思います。

最後に、このような発表の場を与えていただいた角野久史先生に心より感謝申し上げます。

事例6
中島大祥堂における
食品衛生7Sの取組み

㈱中島大祥堂　田村　圭司
　　　　　　　梅原　拓也
　　　　　　　安場　美穂

1 会社概要

　当社は菓子製造業を営むメーカーであり、1912年に大阪市都島区で創業しました。1955年に法人組織に改組し、1963年には本社工場を東大阪市に移転しました。2001年には兵庫県丹波市に丹波工場を開設し、ゼリー、水羊羹(ようかん)のようなデザート類は大阪本社工場、クッキー、半生菓子のような焼菓子は丹波工場でそれぞれ製造する体制を築き、今日に至っています。これら2工場で生産された商品は、ギフト商品をメインとして全国に展開しています。

　大阪本社工場では「黒わらび餅」や「くずもち」といった和菓子や果実を入れたゼリーのほかに、ふだんは常温保管しておいて必要なときだけ冷凍庫で凍らせて食べる「六甲フローズンヨーグルト」や「アイスデザート」といった新しいタイプのデザートも開発・製造しています。また、最近では、クレープクッキーやタルトトレーといった一部焼菓子と、焼菓子などにチョコレートをコーティングしたチョコレート菓子の製造も行うようになりました。

品質目標「一番大切な人に食べてもらう菓子作り」

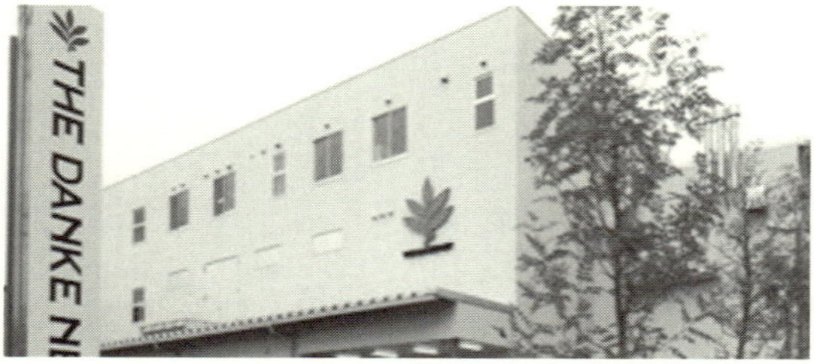

大阪本社工場 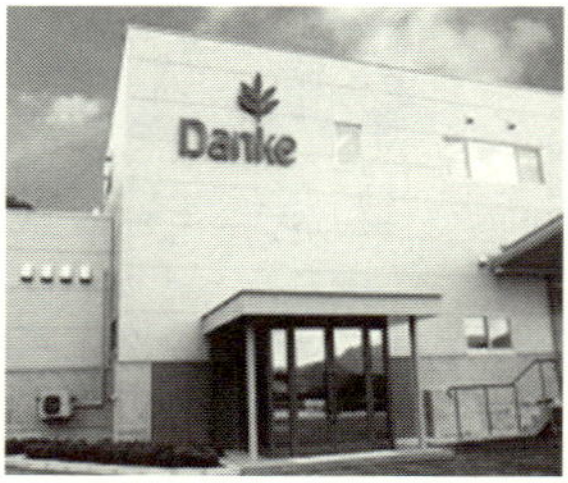　　　　　　　　　丹波工場

写真1　品質目標と工場の外観

　丹波工場では、「マドレーヌ」や「フロランタン」といった伝統的な洋菓子を製造する一方、さつまいもや黒胡麻といった和の素材を使用したクッキーや、餡を生地に包み込んだ和風テイストの焼菓子の生産を行っています。

　さらに両工場は有機JASの認定を受け、有機原料を用いた和菓子やクッキーも生産しています。

　2010年4月には新しく本社工場を竣工し、品質重視の考え方の下で、衛生環境を考慮した設計・設備を導入し、お客様に安全でおいしい商品を安心して召し上がっていただけるよう、HACCPやISO 22000の手法を取り入れ、日々製造管理しています(**写真1**)。

2　食品衛生7S導入の契機

　近年、食品業界でさまざまな不祥事が重なり、食の安全・安心にかかわる消費者の関心が非常に高まっています。このような背景が契機となって、当社では"見える衛生管理"の導入が急務の課題となりました。そして、トップの意向として、2008年11月より本社工場、翌年1月に

事例6　中島大祥堂における食品衛生7Sの取組み

丹波工場でそれぞれ食品衛生7Sの活動に取り組み始めました。

食品衛生7Sを導入した契機はほかにもあります。それは、将来のHACCP、ISO 22000の認証に備え、そのベースが必要だということです。そのため、一部の従業員による活動にとどまらず、全社的に取り組む必要がありました。さらに、整理・整頓によって、ロス削減・作業効率化にもつなげていきたいといった目標もありました。

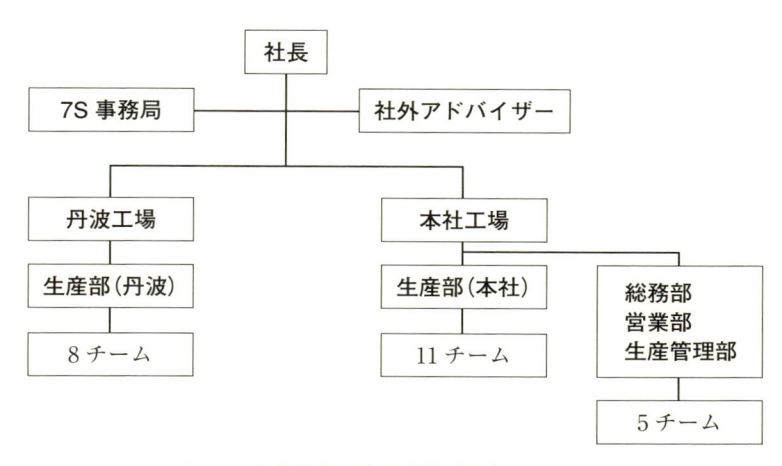

3　食品衛生7Sの推進体制

食品衛生7Sの推進体制は、図1に示すとおり、社長をトップとしました。その下に7S事務局を置き、社外アドバイザーの助言と指導を仰ぎながら各工場においてチームをつくりました。本社工場では、間接部門も含め、計16チーム、丹波工場では8チームを編成しました。7S事務局は品質管理課が担当し、委員会は各工場で月に1回開催しています。

食品衛生7Sの活動は、以下のように進めました。まず、事務局および社外アドバイザーによる工場点検を実施します。その際、前回の指摘

図1　食品衛生7Sの推進体制

事項に対する改善状況の確認と、新たな指摘事項について写真を撮ります。その後、各チームのリーダーもしくはサブリーダーが出席する委員会において指摘事項を報告します。ここで、各チームにサブリーダーを置くことにより、委員会にはどちらかが必ず出席することで、すべてのチームが活動に参加するようにしました。これによって、7Sパトロールによる指摘事項の報告漏れを防ぐことができました。

4 改善事例

4.1 整理・整頓

（1）工具の例

　食品衛生7Sの活動において最初に取り組むこととして、工具や備品などの定位置管理、定数管理が必要という社外アドバイザーからの指摘があり、整理・整頓から始めていきました。従来、工場内にある工具置き場では、それぞれの工具の絵を定位置の上に貼り付け、その位置に戻すようにしていたのですが、それでは明確さが欠けていたため使用後に元の場所に戻らないことがありました。そこで、工具と置き場の双方に表示をつけて、確実に工具が元の場所に戻るようにしました。これにより紛失しても、すぐにわかるようになりました（**写真2**）。

（2）容器と棚の例

　お菓子の個包装に使用する資材については、季節による仕様変更にともない資材の使用頻度が変わるために、なかなか置き場を固定できませんでした。そこで、まずは入れ物に表示をつけて一目でわかるようにし、定位置管理については置き場表示のためにマグネットシートを棚に貼りました。これにより、探す時間のムダが減り、かつ使用頻度に応じてレ

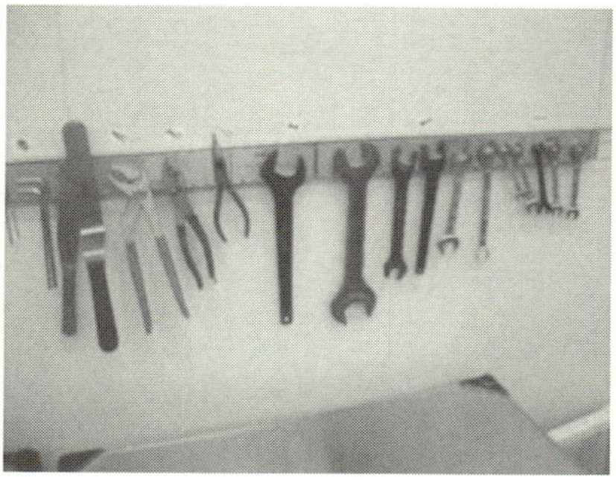

事例6　中島大祥堂における食品衛生7Sの取組み

〈改善前〉 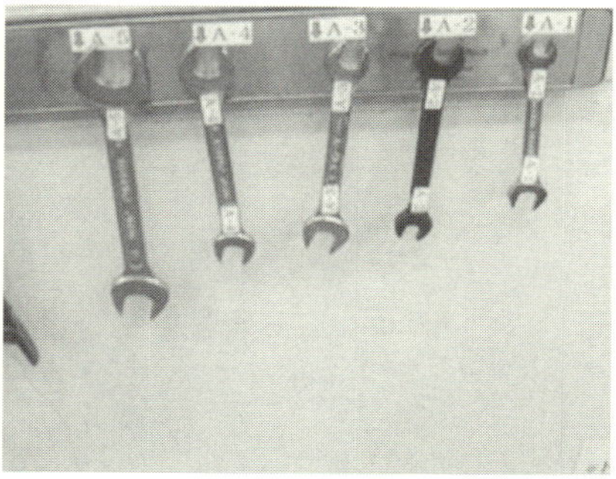　　　　　　　　〈改善後〉

写真2　定位置管理の例1

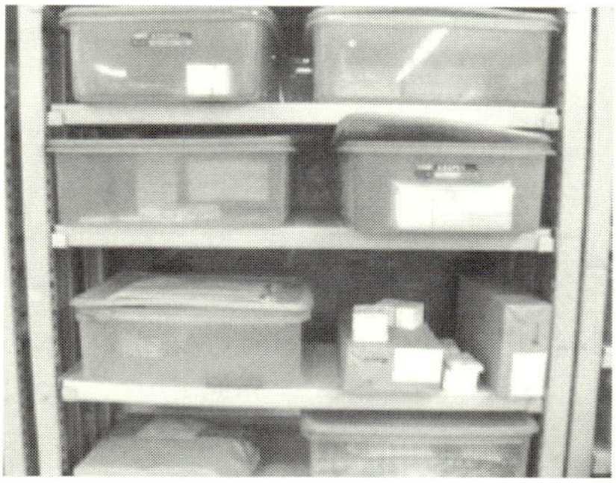

〈改善前〉 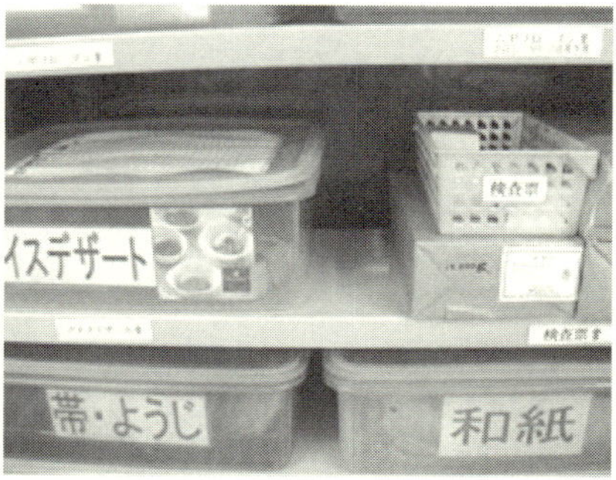　　　　　　　　〈改善後〉

写真3　定位置管理の例2

イアウト変更をスムーズに行えるようになり、作業しやすくなりました（写真3）。

（3）備品の棚管理の例

　作業場内の備品についてはまず表示をつけました。しかし、同じ種類のものが数多くある場合、それだけでは順番どおり並んでいなかったり、数量管理が不十分といった問題が起きました。そこで、置き場自体にそれぞれの物の形を表示し、その中央に番号を表示し、どこに何を置けば

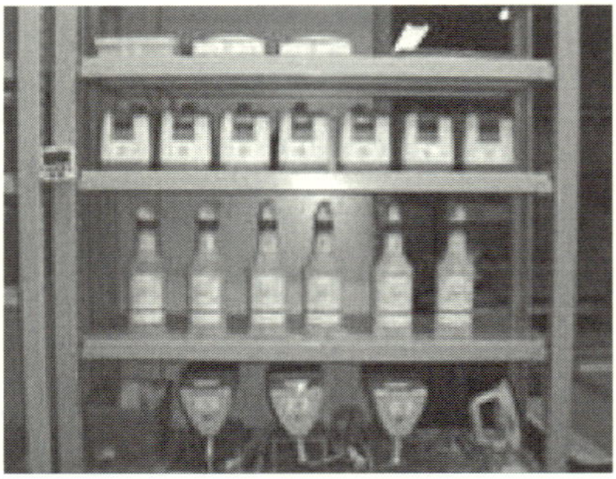

〈改善前〉 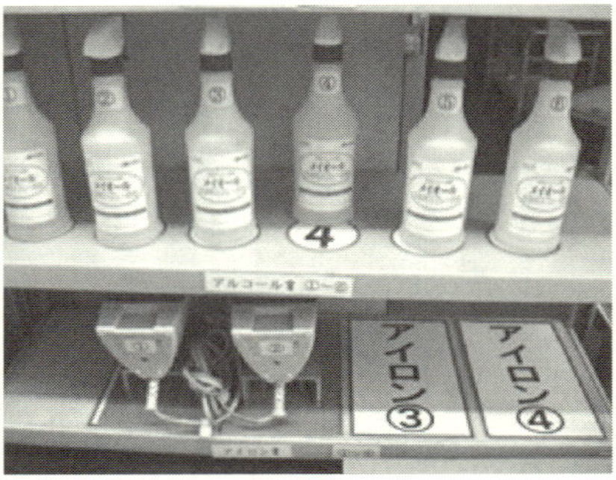　　　　　　　　　　〈改善後〉

写真4　定位置定量管理の例1

良いのかがわかるようにしました。

　これにより、作業中は使用しているかどうかの確認ができ、また作業後は何番がまだ戻ってきていないかなどの把握もできるようになりました。そして、物の形を表示したおかげで、誰にでも置き場がわかるので、確実に元の場所に戻ってくるようにもなり、見栄えも良くなりました（**写真4**）。

（4）テープ識別の例

　整理・整頓を進めるなかでは、作業性を考慮していろいろな工夫を取り入れました。包装・箱詰めラインにおける事例ですが、箱詰めをしてテープで留める際に、製品によっては識別のためにテープの色を変えることがあります。その際、複数のテープを一つの容器に入れて用意していましたが、これでは探す手間がかかっていました。そこで、これを色別に分けて表示し、フックにかけるようにしたことで、どこに何があるのかが明瞭になり、探す時間も短縮され、作業効率の向上につなげることができました（**写真5**）。

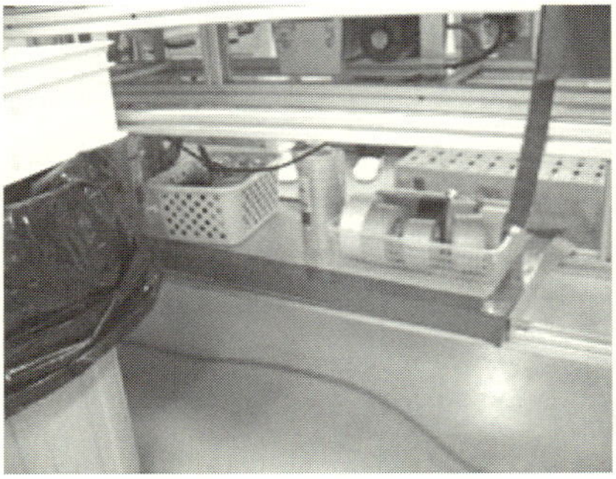

事例6　中島大祥堂における食品衛生7Sの取組み

〈改善前〉 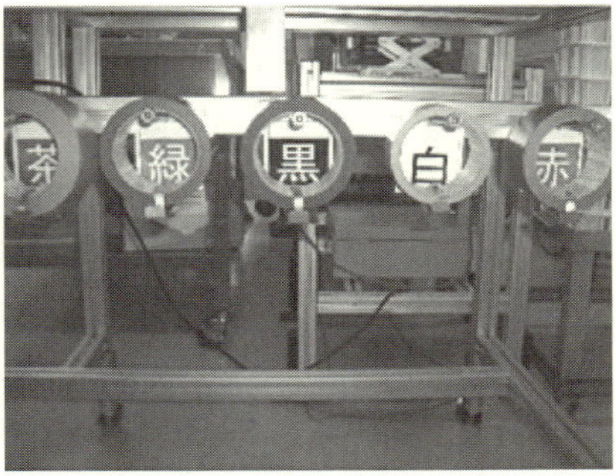　　　　　　　　　　〈改善後〉

写真5　定位置定量管理の例2

4.2　清掃

　食品衛生7Sの活動に取り組む前の清掃は、日常清掃と定期清掃を区別していましたが、各従業員の経験や勘に依存する面が非常に強かったため、各現場のリーダーによって清掃内容に差が生じていました。これは清掃に関するルールが文書化されていなかったことにより、清掃する場所や頻度が個人によって違うといった問題があったためでした。これを解決するために、清掃計画を作成し、日常清掃から週間、月間、半年清掃に至るまで文書化しました。これにより清掃頻度と清掃場所の統一が図られ、安定して清掃作業が行えるようになりました。

　一例を挙げると、長靴の洗浄マニュアルがあります（**写真6**）。今までは明確な基準やルールはなく、汚れが目立つ場合は洗うといった曖昧なものでした。そこで長靴の洗浄マニュアルを作成し、長靴を使用した際は毎回必ず洗うことにしました。そうすることで長靴に付着した汚れを工場全体に拡げることが以前に比べて減り、工場内の床の汚れも目立たなくなりました。

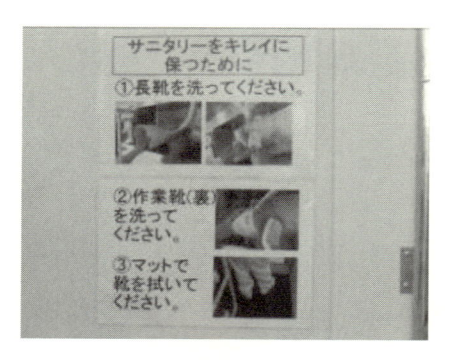

写真6　長靴の洗浄マニュアル

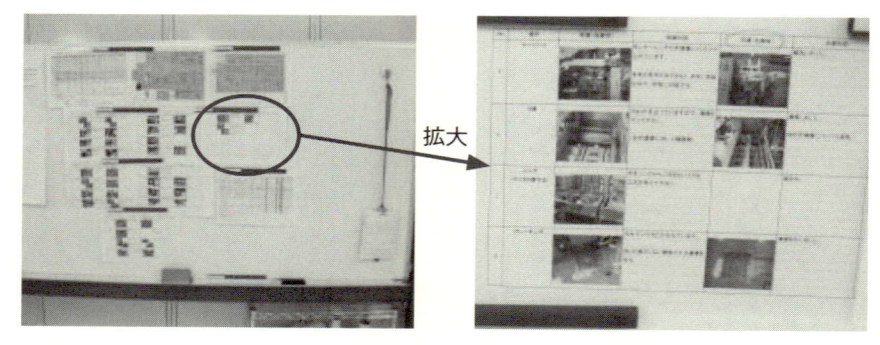

写真7　指摘・改善事項の掲示による情報共有

4.3　躾

　躾の活動を展開するうえで、社内の情報をスムーズに共有するため、食品衛生7S活動を機に、毎朝、各部署で朝礼をするようにしました。特に、7S委員会が行われた翌日には、リーダー、サブリーダーが指摘事項や講習の内容をメンバーに報告することで、チーム全体として共通の認識で活動できるようにしています。

　また、指摘事項や改善内容などは掲示板に貼り出し、正社員だけでなく、パート従業員やアルバイトに至るまでが把握できるように工夫しています（**写真7**）。情報を共有することで、自分たちのチームの現状だけ

でなく、他のチームの進捗状況も確認できます。さらに、良い情報を収集する場としても活用され、自分たちのチームへ水平展開できるようになりました。

活動を止めることなく進み続けていくための躾をする以上、単に作業手順を教えるだけではその意味がありません。自らの言葉で熱意をもって伝える。それを継続していくことが必要だと思います。

4.4　食品衛生7Sの運用

食品衛生7Sを運用していくうえで重要になってくるのは、いかにして「自分たちが主役だ」という当事者意識をもって改善を進めていけるかということです。

当社の生産部(本社)では、工場内を製造工程別にチーム編成し、さらにそのチーム内の正社員を対象に個人別に担当エリア分けを行いました(**写真8**)。そうすることで、自分の責任範囲の下で、各自が最低限やらなければならないエリアを"見える化"できます。そして、担当者はパート従業員やアルバイトと上手に協力して、自分の担当エリアについて責任をもって改善していきます。これは、担当エリアを決めることで目的意識と責任感をもたせることで実現できます。

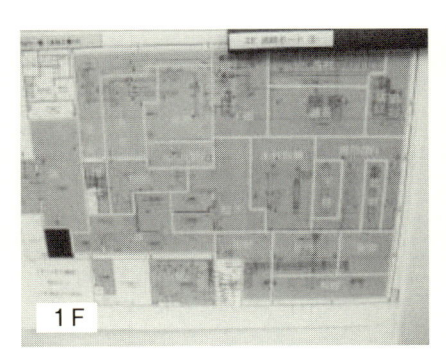

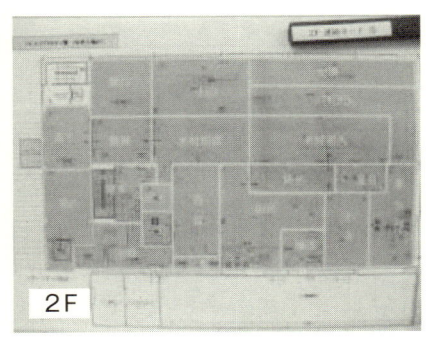

写真8　食品衛生7Sの活動におけるエリア分け

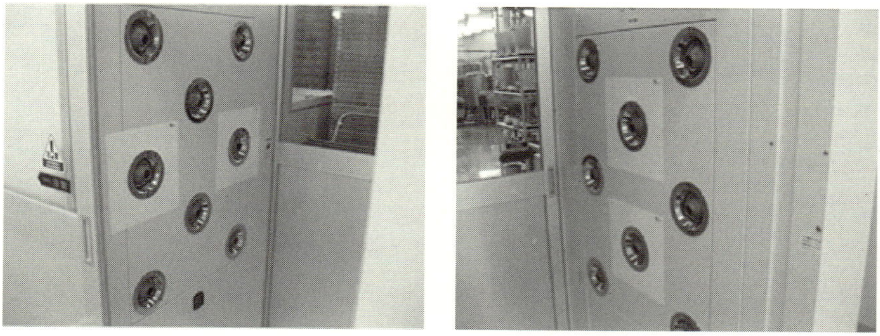

写真9　エアシャワー内の改善例

　しかし、個人の集まりが「組織(チーム)」であり、その組織(チーム)の集合体が「会社」という考え方が大切なので、自分のエリアさえできていれば良いということにならないようにしなければなりません。そこで、委員会としては各チームどうしが情報交換を行いながら改善を進め、改善が遅れているエリアについては事務局がフォローするようにしています。

　ここで毛髪の事例を紹介すると、改善を進めていくうちに、大阪本社工場ではエアシャワー内の毛髪について議論がなされるようになりました。製造現場へ入るにはローラー掛けのあと、エアシャワーを通ります。現在、エアシャワー内の壁面には専用の粘着シートを貼り付け、エアシャワー内で舞い上がった埃や毛髪を製造現場に持ち込まないような対策を施しています(**写真9**)。もし、エアシャワー内の粘着シートに毛髪が付着していたとすれば、それは内部要因であり、ローラー掛けが不十分であることを意味します。そこで、正しくローラー掛けを行っているかを確認する"見える化"も兼ねて毛髪などの付着状況をモニタリングし、従業員教育のための教材として役立てています。

　さらに、まゆ毛・まつ毛の混入を防ぐために、製造時に製品が暴露された状態で作業を行わなければならない一部の工程についてはゴーグル

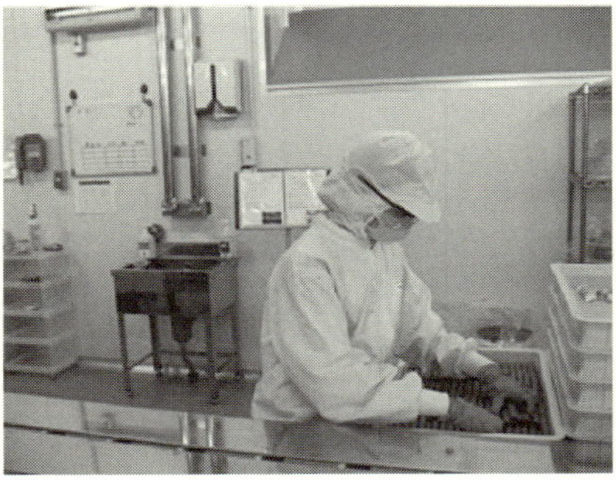

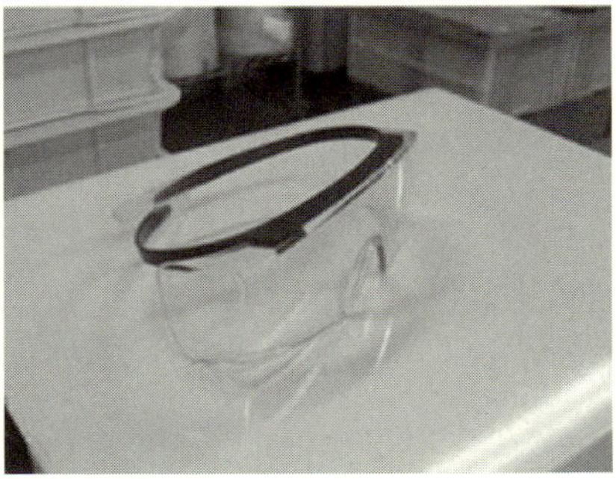

写真 10　異物混入対策例

の着用を義務づけました（写真10）。現在は、作業服を毛髪、埃などが付着しにくい素材のものに改善することを検討しています。

5　食品衛生 7S のポイント

　食品衛生 7S の活動を進めていくうえで、当社では次のことに気をつけています。

　① 計画した活動は確実に実施する。
　② やりにくい場合はルールを見直す。
　③ 自分たちで気づいて改善を進める。

以下では、それぞれについて説明します。

（1）計画した活動は確実に実施する

　食品衛生 7S の活動以前は、各従業員の経験や勘で判断していた清掃実施のタイミングも、現在では事前に計画を立案し、確実に実施するようになりました。しかし、「毎月 15 日に 1 時間、工場の側溝清掃をします」というように、活動を事前に計画しても生産計画の変更などで指定日に実施できない場合があります。このような状況が発生した場合、実

施指定日にこだわらずに思いきって日時を変更するなど臨機応変に対応します。そして、再計画日の前後に日常業務を調整して空き時間をつくり、これを利用して確実に活動を行うように心がけています。

また、日常業務内で発生する分単位の手待ち時間もムダにしないよう意識し、少しでも改善を進められるよう活動しています。

（2） やりにくい場合はルールを見直す

これは活動を進めていくなかで社外アドバイザーから教えていただいたことです。「決めたルールは守る」ということを大前提として、たとえ自分たちが決めたルールであっても現実的でない場合や守りにくいルールであれば、見直しを検討するようにしています。

実際に、自分たちで考えて決めたルールが作業効率を下げている事例もありました。その場合、随時ルールを見直し、製品の品質や衛生的に問題ない程度に変更しています。

（3） 自分たちで気づいて改善を進める

指摘事項だけを改善するのではなく、自分たちが日常作業をしているなかで整理・整頓できていない場所や汚れている場所を見つけ、積極的に改善を進めていくことが大切です。そのためには常日頃から環境や状況の変化を意識するようにし、全従業員が一定レベルの「気づき」ができるよう、ワンランクアップしていかなければなりません。つまり、目に見えないレベルの清掃を目指すための人づくりが大切なのです。

6 おわりに

食品衛生7Sの活動を進めるうえで当社が目標にしていることは「協力し合える環境づくり」です。前項で述べました「気づき」ができる

事例6　中島大祥堂における食品衛生7Sの取組み

組織になるためにも、まずはお互いに意見を出し合え、また、解決すべき課題についてチーム内や委員会内で相談し合えるといった雰囲気づくりを目指し、活動を続けています。

また、「散らかっていて当たり前」「汚れていて当たり前」にならないように、時には第三者の目線で自分たちの現場を見ることが大切です。食品衛生7Sの活動を特別な業務と考えるのではなく、日常業務の一部として捉え、その考え方を会社全体に浸透させていければと思います。

食品衛生7Sの活動は一部の人間だけがやるのではなく、全員が同じ目的意識をもって協力し合い、一歩ずつレベルを高めていきながら進めていくものです。そのための環境づくりができるかできないかが今後の鍵となっていくと考えています。

最後に、当社の食品衛生7S活動においてご指導いただき、このような発表の場を与えてくださった㈱角野品質管理研究所の角野久史所長に深くお礼申し上げます。

事例7
堺共同漬物における食品衛生7Sの取組み

堺共同漬物㈱ 製造部 製造課長
本社工場長 瀬田 孝恒

1 組織概要

　当社は、「豊かなこころの糧となる、豊かな食文化をめざす」を経営理念に置き、四季折々の味覚と香りを現代の食生活にお届けしたいと考えております。私たちはこの願いをかなえるべく、とりわけ日本人の「味のふるさと」であり「心のふるさと」でもあるお漬物、味噌の文化を継承し、さらに発展させるためにたゆまぬ努力を続けています。今後も、よりおいしく、そして常に新しい製品づくりをめざして伝統的な漬物の技法を受け継ぎながらも、さらに科学的な基礎研究をとおして、広く皆様に求められる新製品の開発に挑戦していきます。

　当社は1970年に前身である「さぬきや」として大阪府堺市の泉北ニュータウンに漬物味噌専門店を創業しました。ある日、創業者である現会長がお客様から「こんなおいしいナス知ってる？」と電球型で小太りのナスの漬物を手渡され、それを食したところ「こんなおいしいナスがあるのか」と、いたく感銘を受けました。これが「みずなす」との出会いでした。その後「みずなす漬」を中心に業務拡大にともない堺共

同漬物㈱に社名を変更しました（**写真1**）。社名の由来は会長が、「社員もパートも一緒になって、皆で協力してがんばろうやないか」ということから命名しました。

1988年には堺商工会議所主催の堺の新製品フェアで「曽呂利の水なす漬」が最優秀製品賞を受賞し、平成に入ってからは「みずなす漬」のブランド力向上に力を注いできました。また、2007年7月にISO 9001を取得し、2008年には堺ブランドである「堺技衆」の認定を取得しました。2009年11月には漬物専門店「みずなす工房曽呂利」を路面店として初めて開業し、みずなす漬を中心にこだわりのお漬物を展開しています。

2 食品衛生7S導入の契機

日本に古くから存在する製品を製造する企業ではいずれも同じかと思うのですが、漬物業界もやはり衛生管理の概念からはほど遠い業界でした。最近でこそHACCP対応型の工場施設がつくられるようになりましたが、ソフト面はまだまだ十分とはいえません。特に歴史がある会社ほど「昔からこうだ」「それはできない」「人がいない」と変化を拒みま

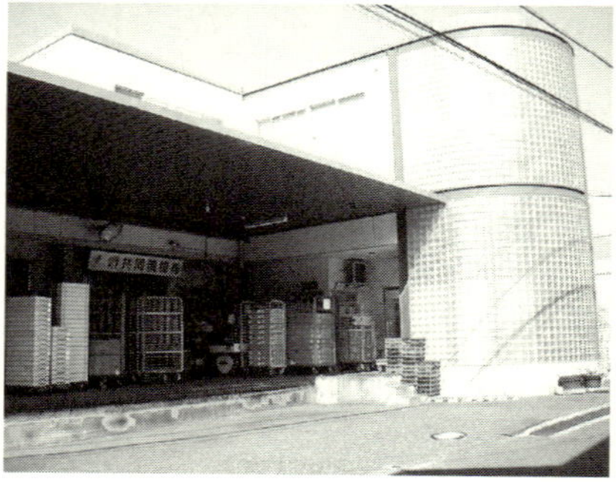

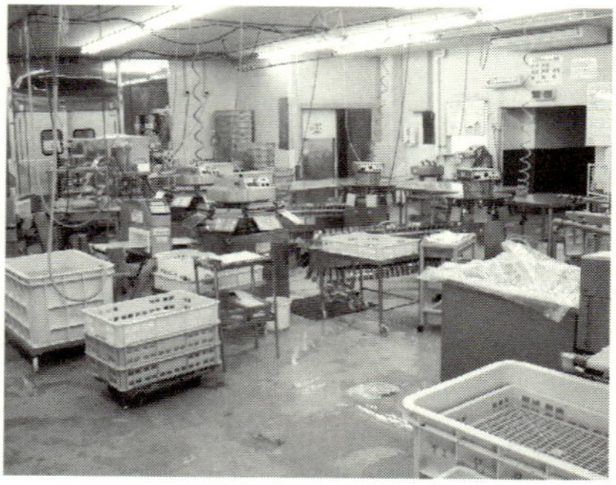

写真1　工場の外観（左）と作業場（右）

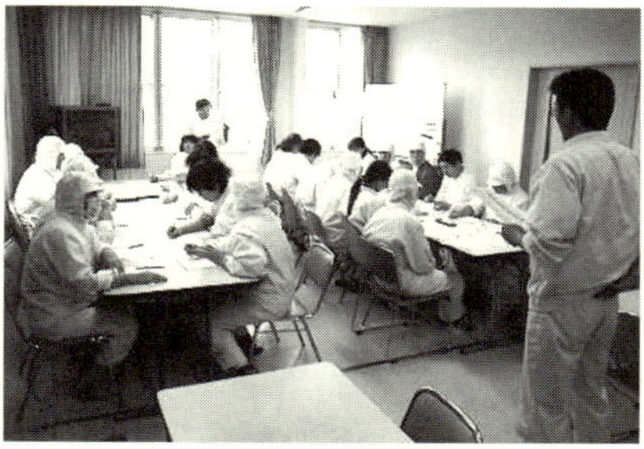

事例7　堺共同漬物における食品衛生7Sの取組み

写真2　社内学習会風景

す。しかしながら、昨今の食に関する要求はここ10年ほどで大きく変わりました。

　当社でも、お取引様やコンサルタントの方々のご指導もあり、早くから5S活動には着手しており、その結果ISO 9001の認証取得にまで至りました（**写真2**）。たしかに帳票上の管理はできるようになりましたが、記録文書や表示が増えてしまい、工場内が雑然としてきました。このため再度5Sの見直しを検討していたところ、今後はさらに目に見えない微生物を制御することが重要であるとの指導を受け、「洗浄」「殺菌（制菌）」についても積極的に管理していくために食品衛生7S活動に取り組むことを決意しました。

3　食品衛生7Sの推進体制

　まず初めに協力者づくりから再スタートしました。一般的に推進チームなどメンバーを決めて役割分担を行い、いつまでに誰がどうする、と決めていくと思います。しかし「皆で」「チームで」などの掛け声は中小企業の限りある人材のなかでは、オーバーワークや「何で私だけが……」「ほかにも人はいるでしょう」などの否定的な意見が出がちです。そこで、一番理解してくれている従業員に協力を依頼し、社長をはじめ

として、現場からは工場長と現場責任者の2名、また事務局として品質管理2名で、コンサルタントの指導の下で活動を進めました。活動は作業時間中、残業を問わず、時には現場従業員が帰った後に備品購入、修繕や清掃、洗浄などを行いました。すると上司の必死な行動に触発されたのか、現場社員も自主的に手伝ってくれるようになりました。それを契機に社員の食品衛生7Sに対する意識が高まり始め、現場がきれいになるとともに、それが当たり前になったのです。

4 改善事例

(1) 使用していない作業台、備品の撤去

工場の隅に使用していない作業台や備品を置いていたため、コンテナ容器が通路にはみ出していました（写真3）。そのため、通路が狭くなり、台車などが通るたびにコンテナ容器を移動させる手間が発生していました。作業台、備品を撤去し、効率よく容器を保管できるようになりました。

(2) 清掃道具の整頓

機械・器具などの洗浄に使用する道具を無造作に棚に置いていたため、必要な道具を探すのに時間がかかっていました。また、使用時の水分が切れず、カビが発生することもありました（写真4）。清掃道具を吊るす台を製作し、場所を定めて番号管理しました。これにより、必要な道具が探しやすくなり、カビの発生も減少しました。

(3) 記録帳票、梱包場所の整頓

備品の置き場所が決められていなかったため、記録帳票やナイロン袋、テープなどの備品が作業台上に乱雑に置かれていました（写真5）。その

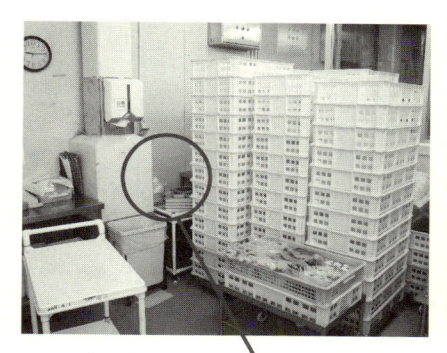

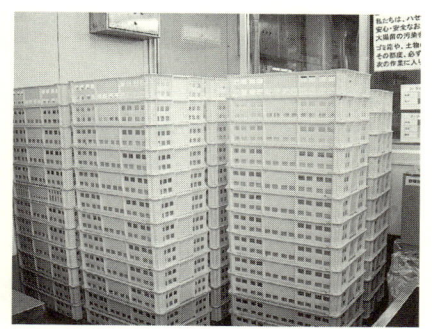

事例7　堺共同漬物における食品衛生7Sの取組み

〈改善前〉　　　　　　　　　　　　〈改善後〉

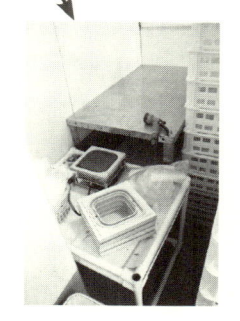

写真3　作業台、備品の撤去

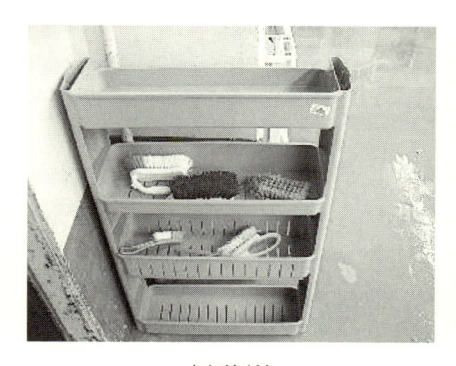

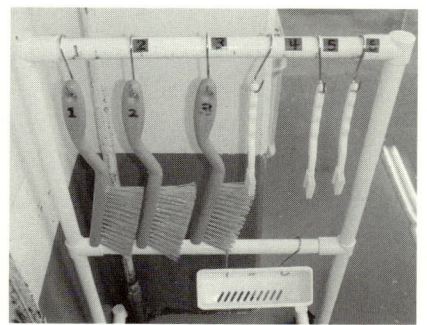

〈改善前〉　　　　　　　　　　　　〈改善後〉

写真4　洗浄ブラシの保管

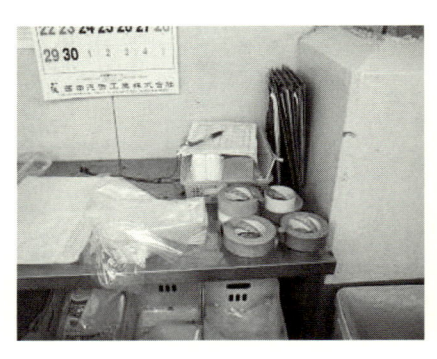

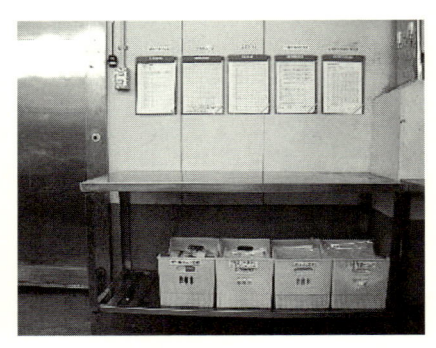

〈改善前〉　　　　　　　　　　　〈改善後〉

写真5　記録帳票、作業台

ため、使用する記録帳票や備品がすぐに見つからず、一部で記録漏れが発生したり、備品が使用する数以上に多く置かれていました。そこで、記録帳票をマグネット式のバインダーで壁に貼り付け、ナイロン袋、テープはプラスチック容器に表示ラベルをつけて保管することにより、作業時に慌てて探すことがなくなりました。

（4）前室マスク置き場の管理

　工場前室に置いているマスクは、清掃担当者が補充するルールになっていました（**写真6**）。しかし、保管数量に関するルールがなかったため、マスクが足りなくなることが度々ありました。そこで、マスクの管理手順を定めて写真で掲示しました。これにより、補充の要否が明確になり、マスク切れがなくなりました。

（5）金属検出器のテストピースの管理

　金属検出機の動作確認に使用するテストピースは、5台の金属探知機それぞれに用意し、金属検出機の上や周辺に無造作に置かれていました（**写真7**）。そのため、汚れたまま使用したり、紛失したりしてしまうこ

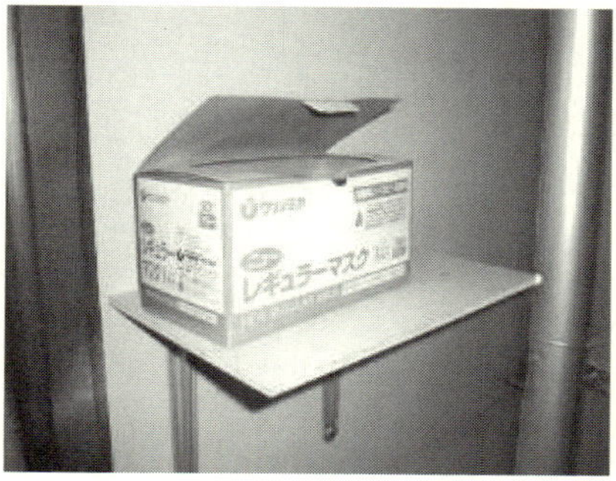

事例7　堺共同漬物における食品衛生7Sの取組み

〈改善前〉 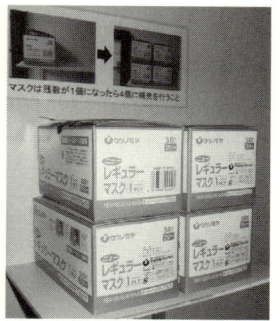　　　　　　　　　〈改善後〉

写真6　マスクの保管

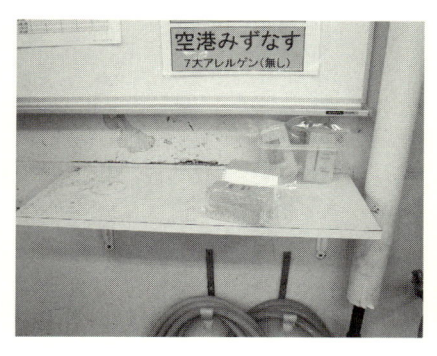

〈改善前〉 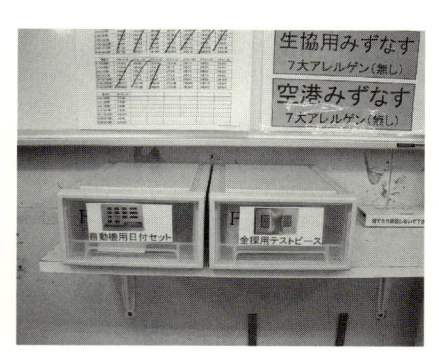　　　　　　　　　〈改善後〉

写真7　テストピースの管理

ともありました。そこで、テストピース1セットのみを置き場所を定めて容器に保管することにより、管理が効率的かつ清潔になりました。

（6）指示書掲示ルールの明確化

　ピッキング場で必要な指示書などを壁のパネルに掲示していました。しかし、貼り付けルールが決まっていないため、出荷先、数量など、指示内容の確認に時間を要していました（写真8）。掲示する指示書の名称

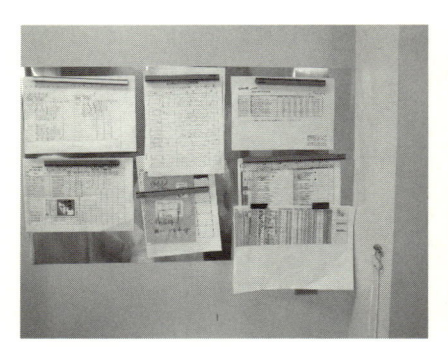

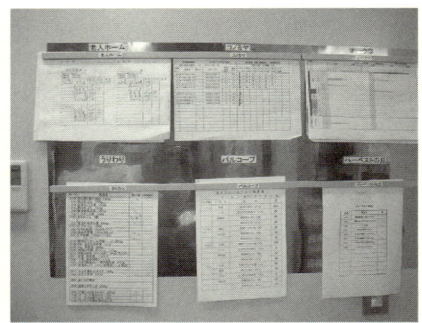

〈改善前〉　　　　　　　　　　　〈改善後〉

写真8　指示書の管理

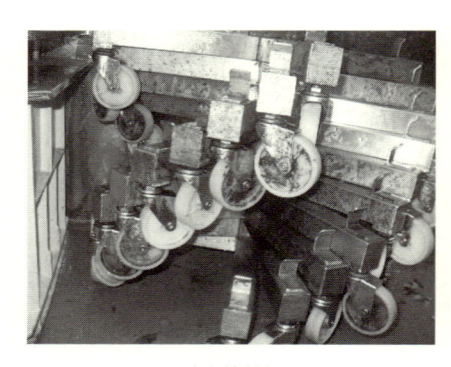

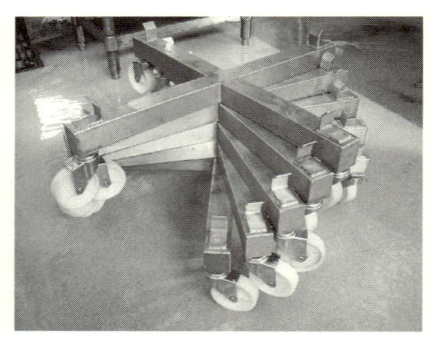

〈改善前〉　　　　　　　　　　　〈改善後〉

写真9　台車の管理

を定めて表示ラベルをつけることにより、指示内容の確認が容易になりました。

（7）プラスチック樽専用台車の洗浄手順見直し

　プラスチック樽専用台車は毎日全数を洗浄するルールでした（**写真9**）。しかし、約60の台車を毎日ブラシで洗浄することは難しく、生産が忙しいときには洗浄できないことが頻繁にありました。そこで、ブラシで

事例7　堺共同漬物における食品衛生7Sの取組み

の洗浄をあえて1日5台(その他は水洗い)と定めて、確実に実行できるルールに変更しました。これにより徐々に汚れのない状態ができてきました。

(8) コンテナ保管ルールの明確化

コンテナの管理基準として、一番下のコンテナを青色と指定していました(**写真10**)。しかし、その上に何段まで積み上げていいかという基準がなく、不要なスペースを使用していました。ものを入れない青色コンテナは2段、製品を入れる上側は13段まで積み上げるルールとして

〈改善前〉　　〈改善後〉　拡大

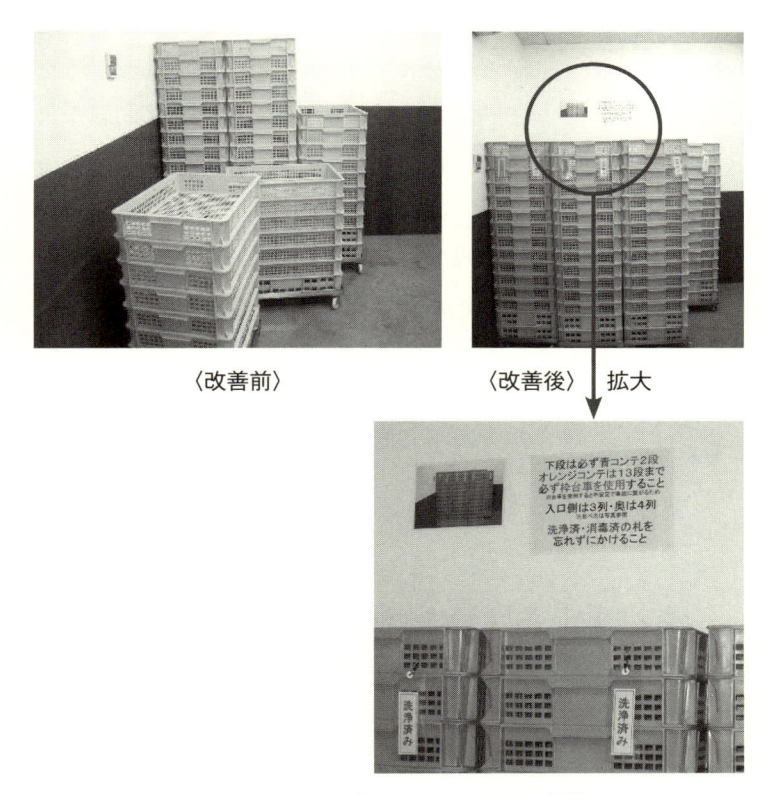

写真10　コンテナの保管

明確に定め、写真で誰もがわかるように壁に表示しました。さらに「洗浄済」「殺菌済」の札をかけることにより、コンテナの状態がわかるようにしました。

5 食品衛生7Sのポイント

　私たちが今回このような取組みをするにあたって最も重要だと感じたことは、PDCAのC(チェック)でした(図1)。過去にもさまざまな決め事やルールをつくりましたが、長続きしないことが数多くありました。それはやはり管理者によるチェックが受け身であったからだと思います。「ルールを決めたのだから後はルールどおりすれば良い」「できなかったのは担当者が忘れていたせいだ」などとルールが立ち消えして問題が再浮上してからのチェックに流されていました。

　しかし、ISO 9001の導入と同時に各従業員の仕事、作業内容が明確

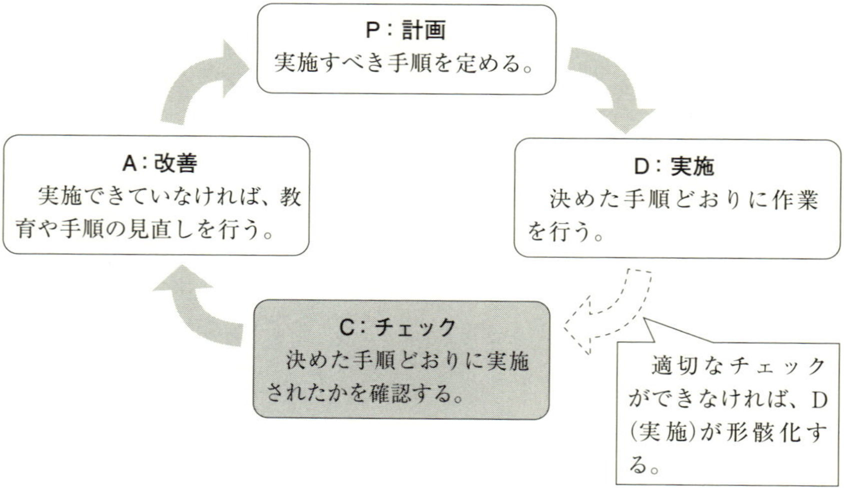

P：計画
実施すべき手順を定める。

D：実施
決めた手順どおりに作業を行う。

C：チェック
決めた手順どおりに実施されたかを確認する。

A：改善
実施できていなければ、教育や手順の見直しを行う。

適切なチェックができなければ、D(実施)が形骸化する。

図1　PDCAにおけるC(チェック)の重要性

化・明文化され、できていないのは誰の責任なのかがはっきりしてきました。そうすると「皆が悪い」「私だけじゃない」という言葉がなくなり、「いつまでに実行します」「やります」という言葉に変わってきました。いくら会議やミーティングで良いルールをつくってもPDCAのサイクルを回し続けることは難しいです。特に現場作業内での継続的なC（日常業務の実施状況の点検）は日々の作業に流されがちです。担当のパート従業員や一般社員が実施している日常作業は、上司や品質管理部門がチェックしていますが、このように複数のチェック体制をとってもやはりミスは発生しています。「多くの人がチェックしているのだから他の誰かが見ているだろう」という意識があるのかもしれません。したがって、このチェックを誰がどのように実施するのか、またチェック担当者の教育（躾）が重要であり、さらにチェック担当者をチェックするくらいの勢いが必要です。

6 食品衛生7Sの運用効果

　第2項でも述べましたISO 9001の取得後しばらくは手順書・記録文書の作成と記入が優先され、5Sの実行とは別で作業をしていました。そのうち、管理文書は作成、記録できるようになりましたが、工場内が雑然としてきました。ISO 9001に沿って仕事をしているのだからこれでいいだろうという風潮が芽生えてきたのです。いざ清掃しようと清掃道具を探しに行けば、保管場所は決まっているが道具自体が汚れている、洗浄頻度は決まっており作業確認チェックもしているが、汚れている。これでは何のためにISO 9001を認証取得したのかがわかりません。

　この状況を乗り越えるために再度食品衛生7S活動に着手しました。これらの結果、食品衛生7Sの効果として、運用が進むにつれて工場全体が清潔な作業環境に変化してきました。また、作業効率が向上し、施

設・設備、器具・備品が衛生的になったことにより異味異臭、膨張のクレームが減少してきました。従事者の意識に関しても洗浄、殺菌の必要性が理解され、一つひとつの作業が確実に実施されることにより、製品全体の初発菌数が下がり、品質が向上しました。クレーム総数も前年度に比べて大きく削減されました。

7 おわりに

　食品衛生 7S では、やはり躾が重要だと思います。しかし、私たちは敢えて PDCA の C(チェック)にこだわりました。その結果、ルールが守られるようになりましたし、結果的に製造現場の衛生レベルは確実に向上したと思います。

　チェックすることはたいへんで、部下に指示を出す以上、自分自身もやりきらなければいけませんし、口先だけではついてきません。どれだけ忙しくても上司自らがリーダーシップをとり、なおかつ決め事を守るということが非常にたいへんでした。このことは、結果としては自分自身も含めて躾の実践になったのではないかと思います。いまだ発展途上ではありますが、皆が同じ方向に向く感覚は心地よく、これからも食品衛生 7S を、ものづくりに役立てるツールとして運用していきます。

　最後に当社の食品衛生 7S をご指導いただきましたフードクリエイトスズキ㈲の鈴木進氏に厚く御礼申し上げます。

参 考 文 献

1) 米虫節夫(編著):『食の安全を究める食品衛生7S(導入編)』(ISO 22000のための食品衛生7S実践講座 第1巻)、日科技連出版社、2006年
2) 米虫節夫(監修)、角野久史(編著):『食の安全を究める食品衛生7S(洗浄・殺菌編)』(ISO 22000のための食品衛生7S実践講座 第2巻)、日科技連出版社、2006年
3) 米虫節夫(監修)、冨島邦雄(編著):『食の安全を究める食品衛生7S(実践編)』(ISO 22000のための食品衛生7S実践講座 第3巻)、日科技連出版社、2006年
4) 米虫節夫(編)、角野久史・衣川いずみ(著):『食品衛生新5S入門』(やさしいシリーズ9)、日本規格協会、2004年
5) 米虫節夫(編):『現場がみるみる良くなる食品衛生7S活用事例集』、日科技連出版社、2009年
6) 米虫節夫・角野久史(編):『現場がみるみる良くなる食品衛生7S活用事例集2』、日科技連出版社、2010年
7) 今里健一郎:『仕事に役立つ七つの見える化シート』、日本規格協会、2010年
8) 今里健一郎・佐野智子:『トリプルパワーで問題を見える化する本』、秀和システム、2011年3月(予定)
9) 松本隆:「「西堀かるた」とモチベーション」、食品安全ネットワーク主催第64回ISO 22000研究会の講演資料、2010年9月4日
10) 松本隆・モチベーション研究会(編):『「西堀かるた」に学ぶ品質管理の基本』(品質月間テキスト324)、品質月間委員会、2003年

索　引

[英数字]

3 カ国語でルールを並記　119
5S　iii、vii
7S 推進委員会　68、82、113
7S パトロール　68
Codex HACCP　iv
FMEA　6、14
FSSC 22000　v
FTA　6
GMP　iii
HACCP　iii
ISO 22000　iv、67
PAS 220　iv
PDCA　150
　──サイクル　40、77、78
PDPC 法　6
QC 七つ道具　5

[あ　行]

アウトカム評価　20
アウトプット評価　20
アロー・ダイヤグラム法　5
エラー防止策の見える化　18

[か　行]

海外出身の従業員　41
回帰分析　6
改善事例　55、69、84、97、114、
　130、144

外部の専門家　38
核となる社員・パート従業員の発掘
　90
仮説と検証　16
管理図　5
キックオフ大会のプログラム　40
気づく力　54
キング製菓㈱　49
グラフ　5
クレーム対応　50
クレーム対策　59
クレームの減少　45
経営者としての心構え　52
経営者の立場としての苦悩　50
経営への貢献　45
系統図法　5
原因を見える化　13
検定・推定　6
工程能力指数　12
故障の木解析　6
故障モード影響解析　6
コンサルタント　38

[さ　行]

堺共同漬物㈱　141
査察　50
殺菌の改善事例　73
㈱サニーサイド　81
さわやか㈱　65
三現主義　5

散布図　5
仕事の3要素　24、25
躾の3つの原則　42
躾の改善事例　106、118、134
躾の効果　58
実態を見える化　12
事務方の社員　90
食品安全マネジメントシステム　iv
食品衛生7S　iii
　──委員会　38、95
　──活動の効果　121
　──キックオフ大会　39
　──導入の契機　50、66、81、93、113、128、142
　──の運用　107、135
　──の運用効果　57、151
　──の基本概念　viii
　──の検証　78
　──の構築ポイント　36
　──の推進体制　52、67、82、95、113、129、143
　──のポイント　63、74、88、107、119、137、150
　──の目的　vii
　──を教育から仕組みへ　67
　──を検証する帳票　79
ジョハリの窓　17、18
新QC七つ道具　5
信頼性手法　6
親和図法　5
成果の共有　44、91
清掃の改善事例　72、103、133
整頓の改善事例　69、99、114、130、144
整理の改善事例　69、97、114、130

全員参加の仕組みづくり　38
全従業員に関心をもたせる工夫　120
洗浄の改善事例　72

[　た　行　]

対策を見える化　16
他社の良い点に学ぶ　121
チェックシート　5
動機づけアプローチ　21
統計的手法　6
特性要因図　5

[　な　行　]

㈱中島大祥堂　127
西堀榮三郎　23
西堀かるた　27、28、29
西堀流品質管理の図解　26
認定取得一覧表　77
認定レビュー表　76
年間教育スケジュール　96

[　は　行　]

ハインリッヒの法則　3
パレート図　5
ヒストグラム　5
微生物レベルの清潔　vii
人づくり　x、44
ヒューマンエラー　14
　──の状態と対策　19
　──要因を見える化　14
備後漬物㈲　93
品質検査報告書　66
プロセス評価　20
分散分析　6

索　引

[ま　行]

マトリックス・データ解析法　6
マトリックス図法　5
丸福食品㈱　111
見える衛生管理　128
見える化　4、6
モチベーション　21、22

――向上七つ道具　31
問題に気づく　10
問題を見る3つの目　11

[ら　行]

リーダーシップ　36
ルールの外国語表示　118
連関図法　5

● 編者紹介

角野久史(すみの ひさし)

㈱角野品質管理研究所 代表取締役

　京都生協に入協後、支部長、店長、ブロック長を経て、組合員室(お客様相談室)に配属、以来クレーム対応、品質管理業務に従事する。その後、㈱コープ品質管理研究所の設立を経て、現在に至る。

　消費生活アドバイザー、きょうと信頼食品登録制度 審査委員、京ブランド食品認定ワーキング・品質保証委員会 副委員長、食品安全ネットワーク 副会長、お客様満足研究会 世話人

米虫節夫(こめむし さだを)

大阪市立大学大学院 工学研究科 客員教授

　日本防菌防黴学会 顧問(元会長)、食品安全ネットワーク 会長、PCO 微生物制御研究会 会長、『環境管理技術』誌 編集委員長、微生物制御システム研究部会 顧問(元 部会長)、元 株式会社赤福コンプライアンス諮問委員会 委員、元 ISO 9001 主任審査員

● 事例提供(五十音順)

キング製菓㈱
堺共同漬物㈱
㈱サニーサイド
さわやか㈱
㈱中島大祥堂
備後漬物㈲
丸福食品㈱

現場がみるみる良くなる食品衛生7S活用事例集3

2011年2月25日　第1刷発行
2012年1月24日　第2刷発行

編　者　角　野　久　史
　　　　米　虫　節　夫
発行人　田　中　　　健

検印省略

発行所　株式会社　日科技連出版社
〒151-0051　東京都渋谷区千駄ケ谷5-4-2
電　話　出版　03-5379-1244
　　　　営業　03-5379-1238〜9
振替口座　東京　00170-1-7309

印刷・製本　東港出版印刷

Printed in Japan

© Sadao Komemushi et al. 2011
ISBN 978-4-8171-9382-7
URL http://www.juse-p.co.jp/

本書の全部または一部を無断で複写複製(コピー)することは、著作権法上での例外を除き、禁じられています。

日科技連の書籍案内

◆ ISO 22000 のための食品衛生 7S 実践講座（全 3 巻）

　本シリーズは、ISO 22000 と食品衛生 7S との関係から、整理と整頓、清潔と清掃、殺菌・微生物汚染対策を確実に行わせるための躾や従業員教育など、食品衛生 7S の各項目について食品工場内の各部門でどのように行えばよいのかを、手順・チェックリスト・ポイント・注意点などを示し、具体的な事例で解説しています。

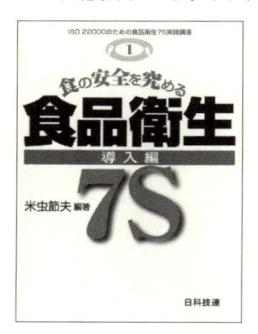

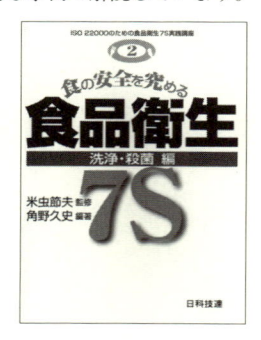

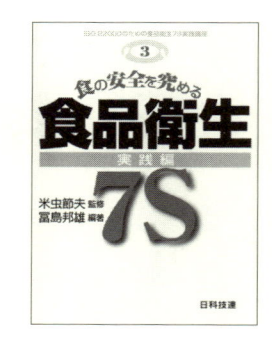

第 1 巻『食の安全を究める食品衛生 7S（導入編）』、A5 判、168 頁
　　米虫節夫 編著
第 2 巻『食の安全を究める食品衛生 7S（洗浄・殺菌編）』、A5 判、168 頁
　　米虫節夫 監修、角野久史 編著
第 3 巻『食の安全を究める食品衛生 7S（実践編）』、A5 判、216 頁
　　米虫節夫 監修、冨島邦雄 編著

◆ 食品衛生 7S 活用事例集

　本書は、食品安全ネットワークが提唱する衛生管理手法である「食品衛生 7S」を活用して、現場の改善を行った事例を紹介します。お金がなくても、やる気があれば実践できるのが「食品衛生 7S」です。写真付きで解説する改善例は、読者の方々の職場ですぐに役立つことでしょう。

『現場がみるみる良くなる食品衛生 7S 活用事例集』、A5 判、152 頁
　　米虫節夫 編
　　事例提供（五十音順）
　　　泉食品㈱、オギハラ食品㈱、㈱川喜、鳥取県畜産農業協同組合、㈱丸漬、明宝特産物加工㈱

『現場がみるみる良くなる食品衛生 7S 活用事例集 2』、A5 判、144 頁
　　米虫節夫、角野久史 編
　　事例提供（五十音順）
　　　㈱赤福、伊賀屋食品工業㈱、㈱三晃、㈱松北園茶店、大山乳業農業協同組合、渡辺製菓㈱

★ 日科技連出版社の図書案内は、ホームページでご覧いただけます。
　　URL　http://www.juse-p.co.jp/

● 日科技連出版社